Kräuterweine und Elixiere

110 Rezepte
nach Hildegard von Bingen,
Ayurveda
und
aus der Naturheilkunde

D1663598

Elisabeth Engler

Kräuterweine und Elixiere

110 Rezepte
nach Hildegard von Bingen,
Ayurveda
und
aus der Naturheilkunde

Die Deutsche Nationalbibliothek – CIP-Einheitsaufnahme

Engler, Elisabeth
Kräuterweine und Elixiere
110 Rezepte
nach Hildegard von Bingen, Ayurveda und aus der Naturheilkunde
Elisabeth Engler – 1. Auflage,
Kranzberg, Compbook Verlag, 2009
Ein Titeldatensatz für diese Publikation ist bei der Deutschen Bibliothek erhältlich.

Herausgeber:
Compbook Verlag
Karl-Heinz Engler Dipl. Ing. (FH)
Kirchbergstr.17 D-85402 Kranzberg
www.compbook.de email: compbook@gmx.de

Herstellung:
Books on Demand GmbH, Norderstedt
ISBN 978-3-934473-03-4

Hinweis:
Alle in diesem Buch gemachten Rezepte, Angaben, und Anwendungshinweise wurden von der Autorin
mit Sorgfalt zusammengestellt und erprobt. Dennoch übernehmen weder Verlag noch Autorin eine
Verantwortung auch im Sinne jeglicher Haftung oder Garantie für mögliche Folgen oder inhaltlicher
Unrichtigkeit und schließen diese aus. Eine länger als wenige Tage andauernde Erkrankung sollte
unbedingt von Arzt oder Heilpraktiker behandelt werden. Eine begleitende Kräutertherapie sollte
ebenfalls mit ihm abgesprochen werden.
Bitte halten Sie Alkohol und alle Kräuter von Kindern fern!
Wenn Sie Kräuter selbst in freier Natur sammeln, beachten Sie bitte den Artenschutz!

Inhaltsverzeichnis

Vorwort

Kräuterweine und Elixiere werden in der heute ausgeübten, modernen Medizin sehr wenig verwendet. Wer sie einmal versucht (und auch den Richtigen erwischt!), wird schnell feststellen, dass es sich bei ihnen um geniale Anwendungen handelt!

Sie halten hier eine umfassende Sammlung wirkungsvoller Rezepte diverser Herkunft in Händen. Keinesfalls möchte ich den Anschein erwecken, dass hier alle Hildegard von Bingen Kräuterweine und Elixiere aufgeführt wurden. Sie verarztet sehr viele verschiedene Erkrankungen, oft sind die Rezepte für professionelle Hände von Ärzten oder Naturheilkundler (oder dem entsprechenden „Pendant" im Mittelalter) gedacht. Viele Krankheiten gehören auch von eben diesen behandelt. Ich habe auf die Erwähnung vieler Rezepte verzichtet, die sich ausführlich zum Beispiel mit der Behandlung von Gelbsucht, Tuberkulose, Gallenverschluss, Schlaganfall oder ähnlichem beschäftigen. Der Selbstbehandlung sind Grenzen gesetzt. Eine mit dem Arzt abgesprochene ergänzende Behandlung kann jedoch viel Gutes bewirken! Die von mir aufgeführten Rezepte empfehle ich wegen ihrer erfreulichen Wirksamkeit ebenso wie wegen ihrer (in der Regel) recht einfachen und schnellen Herstellbarkeit. Auf diese habe ich mich zu beschränken versucht, und die sehr aufwändigen Rezepte weggelassen. Auch preislich gesehen sind (Ausnahmen bestätigen die Regel) Kräuterweine durchaus konkurrenzfähig, denn einen einfachen, trotzdem qualitativ akzeptablen Wein erhält man heute bei jeden Discounter. Dort findet sich sogar oft schon Bio-Wein! Persönlich bevorzuge ich für die Herstellung übrigens Rotwein, nicht nur des Geschmackes wegen, sondern auch wegen seiner bekanntlich stärkenden Wirkung und seines niedrigeren Säuregehaltes (vor allem für Magenempfindliche wichtig).

Allen Experimentierfreudigen wünsche ich viel Freude, Erfolg und vor allem gute Gesundheit mit den hier abgedruckten Rezepten!

Hinweisen möchte ich auch noch auf mein Erstlingswerk, „Das Sirup-Kochbuch" und auf das 2008 erschienene „Neue Sirup-Kochbuch", beides im selben Verlag erschienen. Diese enthalten sowohl für den an Naturheilkunde Interessierten als auch für Freunde guter und ausgefallener Küche viele außergewöhnliche Rezepte und Anregungen.

Senden Sie Verbesserungsvorschläge, Erfahrungsberichte oder neue Rezepte gerne an mich per email an arjane@gmx.de oder direkt an den Verlag compbook@gmx.de, ich freue ich mich darüber!

Kranzberg, Februar 2009

Elisabeth Engler

Teil I:

Allgemeines

Verwendung von Kräuterweinen und Elixieren

In diesem Buch möchte ich Ihnen verschiedene Heilmittel vorstellen, die nach meiner Erfahrung nicht nur fantastisch wirken, sondern auch noch (meistens) schnell herzustellen sind, und die meistens nicht, oder relativ teuer, im Handel erhältlich sind.

Kräuterweine und Elixiere:

Werden gekocht aus Wein, Honig und Kräutern, viele aus der Apotheke der Heilkundigen und Kräuterspezialistin Hildegard von Bingen:
Sie werden verwendet als „natürliche Medizin" und sollten auch wie eine solche behandelt werden, das bedeutet:
   - nicht ohne ärztliche Rücksprache über einen längeren Zeitraum,
   - nicht unkontrolliert,
   - nicht in größeren Mengen,
   - keine verdorbenen, schimmelig oder säuerlich riechenden Zubereitungen mehr einnehmen!

Bei anhaltenden gesundheitlichen Problemen bitte Arzt oder Heilpraktiker aufsuchen!
Kräuterzubereitungen, die Alkohol enthalten, sollten bei Kindern nicht, oder zumindest sehr stark verdünnt verwendet werden.

Diabetiker müssen bei der Einnahme von Zucker ebenso wie von Honig enthaltenden Getränken Rücksprache mit ihrem Arzt halten!

Sind Ihnen die benötigten Kräuter nicht bekannt, sollten Sie diese in der Apotheke erwerben: Dort erhalten Sie Pflanzen, die bereits fertig gesammelt und getrocknet sind und geprüft wurden auf ihren Gehalt an ätherischen Ölen und Schadstoffen.
Im Anhang finden Sie Adressen von Bezugsquellen, die ich zwar geprüft habe, diese Angaben aber nur als Hinweise ohne Gewähr gebe, da sich im Laufe der Zeit sowohl Qualität als auch Liefermodalitäten ändern können!

Bitte überprüfen Sie alle Ihre Produktionen regelmäßig, ob sie noch verwendbar sind. Jegliche Schimmelbildung bedeutet sofortige Entsorgung! Keinesfalls mehr verwenden! Alles sofort beschriften mit dem Herstelldatum. Eine kühle und dunkle Lagerung verlängert die Haltbarkeit. Da Alkohol an sich schon konserviert und meist ein Kochvorgang stattfindet, ist das in der Regel kein Problem.

Kräuterweine und Elixiere – was versteht man darunter?

Den Begriff „Elixier" umgibt immer ein Hauch von Mystik und Magie. Er wird oft als Synonym verwendet für Heiltrank oder Lebenssaft und Kraftspender. Dabei ist nicht genau definiert, was eigentlich ein Elixier enthalten muss.

Hier erhalten Sie Rezepte für Elixiere, die aus heilkräftigen Pflanzen und Gewürzen, Press-Säften oder Urtinkturen, Wein und zum Teil auch Honig zubereitet werden.

Ihre Verwendung erfolgt als naturnahe und heilsame Arznei ebenso wie als Nahrungsergänzung und Helfer in so manchen „Notsituationen" wie Bauchschmerzen oder Völlegefühl nach dem Essen, Husten, Fieber, aber auch Vergiftungen. Grundsätzlich eignen sie sich zur Unterstützung in vielen Lebenssituationen. Reicht eine gesunde und ausgewogene Ernährung alleine nicht mehr aus, kann damit gezielt eine Funktionsstärkung bestimmter Organe und somit eine Steigerung und Förderung Ihrer Gesundheit erreicht werden. Angewendet werden unsere Elixiere und Kräuterweine entweder wie eine Kur, also regelmäßig über einen bestimmten, begrenzten Zeitraum oder über kurze Zeit während einer Erkrankung bis zum Abklingen der Beschwerden. Welches Rezept Sie verwenden, hängt davon ab, welche Beschwerden Sie plagen. Vielleicht möchten Sie eine Entgiftung oder Darmsanierung vornehmen zur allgemeinen Stärkung Ihrer Immunabwehr und Ihres Allgemeinbefindens? Rezepte finden sich hier für viele Lebenssituationen. Im Anhang erhalten Sie weiterführende Hinweise im Register für Krankheiten beziehungsweise Heilmittel.

Bei vorliegenden Gesundheitsstörungen ist grundsätzlich eine Absprache mit Ihrem Arzt oder Heilpraktiker erforderlich, eine Selbstbehandlung kann durchaus gefährlich werden, darum sollten Sie sich immer von ihm „begleiten" lassen!

Die Haltbarmachung:

Grundsätzlich gilt die Regel:
Bewahren Sie geöffnete Flaschen kühl (am besten im Kühlschrank) auf, das verlängert die Haltbarkeit. Diese wiederum hängt sehr von der Sauberkeit der verwendeten Utensilien ab (so wie auch von der Lagerung).

Auch die Mondphase, während der Sie produzieren, beeinflusst das Produkt! Neumond und abnehmende Mondphase sind eher ungünstig. Bitte beachten Sie, wenn möglich, den jeweils gültigen Mondkalender. So verlängern Sie nicht nur die Verwendbarkeit, sondern auch die Wirkung!

Abfüllen

Verwenden Sie saubere und möglichst heiß ausgespülte Flaschen und Gläser. Ich sammle schon das ganze Jahr über kleinere Fläschchen, z.B. von Ketchup, Grillsaucen und Ahornsirup. Gläser sind, vor allem wenn sie dunkel eingefärbt sind, besonders gut geeignet, zum einen weil sie gut verschließbar sind, zum anderen, weil sie praktischerweise in der Spülmaschine gereinigt werden können. Ich hebe mir auch gerne Gläser von Rotkohl oder anderen Sauerkonserven oder Tomatensaucen auf und verwende sie für Kräuteransätze zum Einlegen. Die breitere Öffnung erleichtert dabei das Befüllen und die Entleerung.
Auf jeden Fall gilt: wenn Sie eine Flasche öffnen, erst den Inhalt kontrollieren! Angebrochene Flaschen gehören in den Kühlschrank!

Früchte, Blüten, Beeren, Kräuter sammeln und verarbeiten

Am einfachsten ist sicherlich das Pflücken im eigenen Garten, man muss sich nicht mit dem Suchen abmühen und kennt, was man einsammelt.
Die Kräuterjagd in Wald und Wiese macht natürlich viel Spaß. Allerdings muss man unbedingt Wildkräuter richtig erkennen, um eventuelle Verwechslungen mit anderen, vielleicht giftigen oder ungenießbaren Pflanzen zu verhindern! So lernt man auch die Umwelt und die Wachstumsbedingungen „seiner" Beeren und Kräuter kennen und genießt die Natur.
Besorgen Sie sich im Buchhandel einen guten Pflanzenführer mit gut erkennbaren Farbfotos der Kräuter, Blüten und Beeren und guten Beschreibungen. Damit können Sie bei Ihrem Spaziergang gleich nachsehen, was Ihnen an Blüten und Kräutern „ins Auge sticht". Es macht viel Freude zu sehen, was die Natur auch heute noch auf unseren Wegen wachsen lässt. Vieles davon ist nicht nur genießbar (im wahrsten Sinne des Wortes) sondern oft auch heilkräftig und gesund. Sie müssen sich aber unbedingt ganz sicher sein, was die Bestimmung der Pflanze angeht, damit Sie nicht doch einen „Doppelgänger" erwischen, der zwar zum Verwechseln ähnlich, aber eben doch ungenießbar und, schlimmstenfalls sogar giftig ist! Viele Volkshochschulen und manche Apotheken bieten Kräuterkurse an, bei denen Sie sowohl gemeinsam sammeln gehen, Heilkräuter erkennen lernen, als auch Tipps im Umgang mit Wildpflanzen erhalten. Sind Sie nun dann alleine unterwegs, können Sie oftmals, wenn Sie eine kundige (und kundenfreundliche) Apotheke haben, Ihren Kräuterfund dort überprüfen lassen. Sind Sie sich aber nicht ganz sicher sind und haben niemanden, der sich damit gut auskennt, dann lassen Sie vorsichtshalber die Hände weg und kaufen, was Sie benötigen!
Sammeln Sie keinesfalls an Straßenrändern, Bahndämmen, Mülldeponien und verzichten Sie auf Kräuter, die direkt neben bewirtschafteten Ackerflächen wachsen. Nebenan ausgebrachte Dünger- und Spritzmittel erreichen auch dort die Pflanzen.

Abgesperrte und geschützte Flächen sowie bepflanzte Felder bitte nicht zum Sammeln betreten, ebenso Wälder zur Brunftzeit meiden.

Der Standort der Kräuter entscheidet über Wirksamkeit und Geschmack. Die Stellen, an denen Sie pflücken müssen unbedingt auch einwandfrei sein im Bezug auf Hygiene. Plätze, die z. B. von Füchsen besucht werden können, sind wegen der Gefahr der Verunreinigung mit dem Fuchsbandwurm unbedingt zu meiden! Kot- und Urinierstellen auf Weiden sind natürlich ebenfalls ungeeignet.

Kräuter und Blüten am besten immer an sonnigen (oder zumindest trockenen) Vormittagen sammeln, sobald der Tau abgetrocknet ist.

Beachten Sie die Mondphasen (Mondkalender!) zum Sammeln und Verarbeiten von Pflanzen. Das kann die Wirksamkeit und Haltbarkeit der Zubereitung sehr steigern.

Verwenden Sie die jungen, zarten Blätter und voll erblühte, aber nicht verblühte Blüten.

Die geeignete Jahreszeit dafür finden Sie im Anhang im Sammelkalender.

Zu ihrer weiteren Verwendung müssen Sie wissen, welche Pflanzenteile relevant und heilsam sind. Es gibt Heilpflanzen, deren Kraut , Stängel und eventuell sogar Wurzel heilkräftig und nützlich sind, deren Blüten aber giftig sind und keinesfalls verwendet werden dürfen (z. B. Rainfarn). Wurzeln sollten nur von solchen Pflanzen gesammelt werden, die überaus wuchern, um deren Bestand nicht zu gefährden.

Bitte lassen Sie auch immer einige Pflanzen stehen und suchen an anderer Stelle weiter, damit sich im nächsten Jahr wieder ein Wuchs einstellt und Ihre Ernte der Pflanze nicht schadet. Am besten beginnt jeder mit den Blüten, Beeren und Kräutern, die ihm schon gut bekannt sind, damit werden Fehler vermieden. Erste Erfahrungen damit können dann erweitert werden.

Bitte nehmen Sie nur soviel mit, wie Sie auch verarbeiten. Die Haltbar – bzw. Wirksamkeit getrockneter Kräuter und Blüten ist auf etwa ein Jahr begrenzt. Sie baut sich im Laufe dieses Jahres allerdings stetig ab. Danach gibt es bereits wieder neuen Wuchs!

Die gesammelte „Beute" bitte nicht in Plastiktüten quetschen, besser in Körben, Schüsseln, Eimer oder Baumwollbeutel transportieren und schnellstmöglich weiterverarbeiten.

Kräuter und Wurzeln trocknen:

Die gesammelten Kräuter nicht waschen, nur vorsichtig gut abschütteln von allem, was noch darin sein mag (kleine Käferchen, Ameisen, Blütenstaub, Erde). Dann an einem luftigen Ort im Halbschatten oder Schatten (ohne direkte Sonne) trocknen. Vor allem Pflanzen mit einem hohem Anteil an ätherischem Öl vertragen die Sonne nicht gut. Das Kraut wird braun und unschön. Wenden Sie die Kräuter immer wieder, bis alles gut durchgetrocknet ist. Je nach Pflanzenteil (Stängel, Wurzel, Blatt, Blüte) dauert das unterschiedlich lange. Nicht vollkommen durchgetrocknete Pflanzen enthalten eine Restfeuchte, die sie dann später schimmeln lassen kann – unbedingt solche Pflanzen entsorgen, sie sind gesundheitsschädlich! Zum Trocknen die Kräuter entweder gebündelt zu Sträußchen aufhängen oder auf einem alten Bettuch auf einer trockenen Unterlage ausbreiten (Zeitungspapier enthält schädliche Gifte wie die Druckerschwärze, daher bitte nicht verwenden!). Öfters wenden und solange trocknen bis das Kraut richtig dürr und brüchig ist und raschelt, wenn man es abrebelt. Wie gesagt, ein Jahr lang aufbewahren, dann gibt es schon Nachschub. Die Wirkstoffe der unverarbeiteten Kräuter schwinden dann auch rasant. Aufbewahren sollten Sie diese dunkel gelagert in einem verschließbaren Glas, evt. auch in Farbglas oder Porzellan, Kräuter sind durchaus lichtempfindlich. Auch kleine Säckchen aus Baumwolle und Leinen sind für die Kräuter geeignet, die einen weniger hohen Anteil der flüchtigen ätherischen Öle haben. Unbedingt beschriften (mit Datum) und gelegentlich nachkontrollieren, ob noch alles gut duftet und schimmelfrei ist. Im Zweifelsfalle bitte entsorgen!

Wurzeln und Knollen werden unter fließendem Wasser gut gewaschen und von sämtlicher Erde und Steinchen gereinigt. In Stückchen schneiden und trocknen, evt. wie Pilze auffädeln auf eine feste Schnur und zum Trocknen aufhängen. Die vollkommen ausgetrockneten Wurzelstücke dann in Gläsern, Weißblechdosen oder kleinen Säckchen (hängend, Gefahr von hungrigen Nagern!) aufbewahren.

Bitte beachten:

Wenn Sie die in diesem Buch genannten Pflanzen bzw. deren Blüten oder Früchte wild-wachsend sammeln, schlagen Sie bitte vorher nach in der „Rote Liste bedrohter Pflanzenarten" nach, ob sie unter Naturschutz stehen und welche Teile dementsprechend überhaupt gepflückt werden dürfen. Somit ist gewährleistet, dass der Bestand der Pflanze nicht weiter gefährdet wird und Sie mit dem Gesetz in Konflikt geraten!

Im Zweifelsfalle ist es sicherer, im (eigenen!) Garten zu „räubern". Für viele Pflanzenarten bestehen Schutzbestimmungen, so ist zum Beispiel das Pflücken kleiner Sträußchen für den Eigengebrauch zwar manchmal erlaubt, nicht aber in größeren Mengen oder das Ausgraben der Wurzel.

Zubehör und Zutaten

Welche Gerätschaften benötigt man?
In der Regel werden alle Gegenstände in Ihrer Küche vorhanden sein:
- diverse Töpfe, vorzugsweise aus Edelstahl,
- Rührlöffel (aus Holz oder Edelstahl),
- mehrere unterschiedlich große, möglichst stabile Siebe, feiner und gröber, aus Edelstahl,
- ein oder mehrere Tücher aus Baumwolle oder Leinen, durch die Rückstände gepresst werden können,
- Flaschen und Gläser, für die fertigen Produkte

(sammeln Sie das ganze Jahr über bereits weithalsige und kleine Gläser und Flaschen!),
- scharfe Messer ,eventuell ein Wiegemesser,
- ein Herd,
- etwas Experimentierfreudigkeit und Spaß an der Sache!

Die Zutaten sind je nach Rezept außer Honig noch meist Kräuter, Gewürze oder Früchte und natürlich Wein.

Tipp:

Ich bevorzuge Rotwein, der, wie bereits im Vorwort erwähnt, in anständiger Qualität oder auch als Bio-Wein (noch besser für unsere Zwecke!) beim Discounter erhältlich ist, wenn Sie sich die höheren Kosten beim Weinhändler sparen wollen. Angenehm ist dabei ein Drehverschluss, da die Flasche dann gleich wieder für das fertig gekochte Produkt zum Befüllen verwendet werden kann.

Grundsätzlich können meist sowohl frische wie auch getrocknete Zutaten verwendet werden. Getrocknete Kräuter und Gewürze sollten in der Apotheke oder bei einem gut sortierten Fachhändler (evt. im Versand) gekauft werden, um gleichbleibend gute Qualität zu erhalten. Da meist nur wenige Gramm benötigt werden, ist das auch bezahlbar. Kaufen Sie möglichst nur so viel ein, wie Sie auch verarbeiten, das spart Geld und die Wirkstoffe der frischen Ware ist auch besser. Denken Sie daran, dass Sie sich eine Kräuterarznei herstellen wollen, da ist die beste Qualität, die Sie bekommen können, nur gut genug!

Bereiten Sie eine Zubereitung das erste Mal zu, empfehle ich, nur eine kleine Menge herzustellen. Die Rezepte sind meist leicht nochmals teilbar. So können Sie feststellen, ob sie Ihnen bekommt. Das gilt zumindest für die Kuranwendungen, die über einen längeren Zeitraum eingenommen werden. Der 3-Monats-Vorrat sollte erst dann gekocht werden, wenn Sie sich sicher sind, dass Ihnen das Mittel auch gut tut!

Tipp:

Benutzen Sie unbedingt immer sehr saubere, trockene Flaschen und Gläser. Spülen Sie diese in der Geschirrspülmaschine, oder säubern Sie diese nochmals, indem Sie vor der Verwendung kochendes Wasser oder sogar Alkohol einfüllen. Wegschütten und dann mit einem sauberen Tuch nachreiben! Da wir keine Konservierungsmittel verwenden wollen, ist Sauberkeit besonders wichtig. Wenn Sie die Weinflasche, aus welcher der verwendete Alkohol stammt, gleich wieder befüllen, können Sie sich das sparen.

Teil II:
Die Rezepte:

Kräuterweine und Elixiere nach Hildegard von Bingen

Da Hildegard von Bingen zum einen im Mittelalter lebte und ihre Heilmethoden weitergab, die wir in der heutigen Moderne anwenden, sind natürlich manche Änderungen, die uns zeitgemäß erscheinen, daran getätigt worden. Im übrigen gibt diese große Heilkundlerin meist keine genaue Mengenangaben, sondern eher das Verhältnis der Zutaten zueinander an, das ihr anscheinend am wichtigsten war.

Diese Aufzählung und Empfehlung ihrer Rezepte erhebt auf keinen Fall Anspruch auf Vollständigkeit, zum Beispiel sind sämtliche Zubereitungen mit tierischen Zutaten (sie verwendet auch schon gerne mal Leber vom Waller oder Schwan, Blase vom Hausenfisch oder Wal, Storchenschnabel, Lunge vom Schaf, Habichtgalle oder ähnliche Leckereien...) hier nicht aufgeführt. Auch manches, was mir zu aufwändig in der Herstellung erschien, habe ich weggelassen, was hoffentlich im Sinne des Anwenders ist.

Akeleiwein
Indikation:
Fieberhafte Erkrankungen, Verschleimung, Erkrankungen von Drüsen und des lymphatischen Systems
3 bis 4 mal täglich 1 Likörglas einnehmen, bei Kindern mehrmals 1 Tl (den reinen Wein vorher 5 Minuten lang kochen)

0,5 l Wein
3 Tl frisch gepresster Akeleisaft oder
30 ml Akelei-Urtinktur oder
15 ml reiner Akelei-Presssaft aus der Apotheke
Den Akeleisaft oder die Urtinktur mit dem Wein vermischen, nach Geschmack mit etwas Honig süßen.

Alantwein
Indikation:
Migräne, Lungenerkrankungen, auch mit Schmerzen, Verschleimung, Augenschwäche durch Hornhauttrübung, Magentonikum
Vor und nach den Hauptmahlzeiten je ½ Likörglas voll einnehmen

Kuranwendung 8 bis 24 Tage lang, beginnen, wenn die Krankheit beginnt und aufhören, wenn sie vorüber ist, nicht vorbeugend einnehmen

Anm.: im Übermaß eingenommen ist Alant (vor allem die Wurzel) giftig, daher keine höhere Dosierung vornehmen!

1 l Rotwein
50 g Alant, Kraut und Wurzel, getrocknet oder frisch
nach Belieben Honig
Den Wein abkochen. Nach Belieben etwas Honig zugeben. Den Alant klein schneiden und in den abgekühlten Wein einlegen. Darin liegen lassen und immer nur soviel Wein abschöpfen, wie man trinken will. Ist der Alant dann geschrumpft, seiht man ihn ab und ersetzt ihn mit frischem (falls noch nötig).

Andornelixier
Indikation:
Akuter, frischer Husten, Atemwegskatarrh, Verschleimung, stärkt die Lunge, regt die Verdauung an
4 mal täglich ½ Tasse, Kinder bis 6 Jahre mehrmals täglich 1 Tl voll, bis 12 Jahre mehrmals 1 El voll. Warm trinken!

1 l Weißwein aus dem Süden
10 g Andorn
30 g Fenchel (Kraut)
30 g Dill (Kraut)
Die Kräuter im Wein 3 bis 5 Minuten lang kochen lassen. Vom Herd nehmen und nochmals 10 Minuten lang ziehen lassen. Abfiltern und warm stellen (Thermoskanne).

Andornwein
Indikation:
Halsschmerzen, Mandelentzündung, Erkältung, Bronchialinfekte, Atemwegsinfektionen, Magenbeschwerden, Darmprobleme
2 bis 3 mal täglich 1 - 2 Likörglas voll einnehmen, etwa 1 Woche lang

0,5 l Wein
0,25 l Wasser
2 EL Andornkraut
1 EL Butterschmalz oder Sahne

Den Andorn mit dem Wasser 5 Minuten lang aufkochen und abseihen. Dieses Teewasser mit dem Wein vermischen. Das Butterschmalz zugeben und noch einmal aufkochen.

Andorn-Honig-Wein

Indikation:
Schwäche der Organe wie Magenvorfall, Zwerchfellbruch, Darm- oder Gebärmuttervorfall, Bindegewebsschwäche, Organsenkung, Organvorfall
3 bis 5 mal täglich 1 Likörglas voll einnehmen nach den Mahlzeiten
Kuranwendung bis zu 6 Monaten, mehrmalige Anwendungspause von 10 Tagen einlegen alle 4 Wochen

0,5 l Wein
2 El Andorn (Kraut)
75 g Honig
Alles zusammen im Wein bis zu 5 Minuten lang kochen lassen. Nicht absieben, sondern die Kräuter im Wein liegen lassen. Vor der Einnahme dann immer die benötigte Menge abgießen und einnehmen (ohne Kräuter). Verwenden, bis alles aufgebraucht ist und dann neu kochen.

Aronstabwurzel-Wein

Indikation:
Depression, Melancholie verschiedener Stärke, Wechseljahresbeschwerden
Täglich je nach Stäke der Depression 1 bis 4 mal je 1 Likörglas, bei klimakterischen Problemen 3 mal täglich 1 Likörglas
Kuranwendung 4 Wochen
Anm.: da Aronstab (*arum maculatum*) giftig ist (sog. Aroin), nur sehr vorsichtig verwenden, bei bestehenden Herzerkrankungen darauf verzichten!

6 g Aronstabwurzeln (getrocknet)
1 l Wein
Die kleingeschnittenen Wurzeln im Wein 5 Minuten lang kochen, absieben und abfüllen.

Bärwurz – Birn - Honig

Eigentlich gehört diese Zubereitung themenbedingt nicht unbedingt in dieses Buch. Da wir aber so viele gute Erfahrungen damit gemacht haben, möchte ich diese „Wunderkur" nach Hildegard von Bingen jedem ans Herz legen!

Migräne, Blähungen, Candida - Pilze, Gelenkschmerzen, allgemeine Schwächezustände nach Krankheiten, Darmsanierung, chronische Infektionen wie Sinusitis, Mandelentzündung, Steigerung der Abwehrkräfte, chronisches Asthma, Entgiftung
Kuranwendung: 4 - 6 Wochen, eventuell noch einmal wiederholen, auch mehrmals im Jahr bei Bedarf durchführbar

Erwachsene nehmen davon:
vor dem Frühstück 1 Tl pur nüchtern (eventuell auf Dinkelbrot)

mittags	2 Tl nach dem Essen
abends	3 Tl vor dem Schlafen

Die Mengen können, wenn die Reaktionen sehr heftig sind, auch reduziert werden auf Messerspitzen (1, 2 und 3 jeweils). Unbedingt im Kühlschrank aufbewahren, dann ist es auch nicht ganz so scharf, dennoch: der Geschmack ist gewöhnungsbedürftig!
Je feiner das Pulver ist, desto besser kann der Darm nach meiner Meinung die Wirkstoffe aufnehmen, das steigert die Wirkung also!

Anm.: Zusätzlich wird die Einnahme von Darmbakterien (Apotheke) empfohlen! Dort ist auch bereits fertiges Mischpulver von mehreren Herstellern erhältlich, wem die Zubereitung der Kräuterpulver zu aufwändig ist.

35 g Bärwurz, pulverisiert
30 g Galgant, pulverisiert
25 g Süßholz, pulverisiert
10 g Bohnenkraut, pulverisiert
1 kg Birnen
8 bis 9 EL Honig

Die Birnen schälen und das Kernhaus entfernen. Mit Wasser weich kochen lassen. Das Kochwasser bis auf einen Rest abgießen. Das Mus fein pürieren. Den Honig in einem Topf erhitzen, gut umrühren, eventuellen Schaum entfernen (abschäumen). In den heißen Honig dann alle Gewürzpulver zugeben und gut verrühren. Das Mus dazugeben, nochmals aufkochen lassen (vorsichtig, denn es spritzt!) in Gläser abfüllen und im Kühlschrank aufbewahren.

Basilikum-Wein
Indikation:
Schüttelfrost, mehrtägige Fieberschübe, fieberhafte Pneunomie, fieberhafte Infektionen, Krämpfe, Nervosität, Schlaflosigkeit
Vor und nach dem Essen sowie nachts mehrmals täglich 1 Likörglas voll trinken

2 El getrocknetes Basilikum
0,5 l Wein
70 g Honig
Das Basilikum mit dem Honig im Wein kochen, abseihen und nach Angabe einnehmen. Wird frische Basilikum verwendet (1 große Handvoll), dann nur ganz kurz einmal aufwallen lassen, danach vom Herd nehmen und 10 Minuten lang abgedeckt ziehen lassen. Abseihen und abfüllen.

Beifuss-Elixier
Indikation:
Fördert die Verdauung und hilft bei Magenproblemen wie Völlegefühl oder Bauchschmerzen (Koliken) nach der Mahlzeit, stärkt die Leber
3 mal täglich 1 Likörglas nach dem Essen
Kuranwendung 1 bis 2 Wochen

2 El Beifuss
100 g Honig
1 l Wein
Den Beifuss zusammen mit dem Honig im Wein erhitzen, 2 Minuten lang aufwallen lassen. Danach klar absieben und abfüllen.

Bertram-Elixier
Indikation:
Erschöpfungszustände, Brust- und Rippenfellentzündung (nach Absprache mit dem Arzt), blutreinigend, verdauungsfördernd
2 mal täglich (morgens und abends) jeweils 1 Likörglas einnehmen

30 g Bertram (getrocknete Wurzeln)
150 g Honig
1 l Weißwein
Die Betramwurzeln über Nacht im Wein ansetzen. Am nächsten Tag zusammen mit den Honig aufkochen. 5 Minuten lang kochen lassen, vom Herd nehmen und nochmals 5 Minuten lang nachziehen lassen. Danach abseihen und abfüllen.

Betonika-Wein

Indikation:

Zu starke Menstruation, vor allem bei einem großen und kräftig gewachsenen blonden Frauentypus. Eine diese starke Menstruation bei diesen Frauen verursachende Krankheit sind Kreuz- und Nierenschmerzen, fördert ruhigen Schlaf

3 mal täglich ein Likörglas davon einnehmen, bis sich eine Zyklusregulierung eingestellt hat

1 l Wein
25 g Betonika (Kraut)

Das Kraut in den Wein geben und etwa 2 Tage lang ziehen lassen, bis der Wein leicht nach ihm schmeckt. Dann abseihen und abfüllen.

Brombeerblätter-Elixier

Indikation:

Stärkt die Lunge, bei Husten und Verschleimung, Mukoviszidose

3 mal täglich 1 El bis 1 Likörglas nach dem Essen je nachdem, wie reichlich die Mahlzeit war

15 g Brombeerblätter
20 g Bertram
10 g Ysop
6 g Wilder Dost
30 g Honig
0,5 l Weißwein

Die Kräuter und den Honig zusammen im Wein aufkochen lassen, nach 3 Minuten durch ein Tuch klar filtern.

Buchsbaum-Wein

Indikation:

Neurodermitis, Ekzeme, eitrige Ausschläge

30 g Buchsbaumrinde
30 g Buchsbaumblätter
20 g Süßholz
1 l Wein

Rinde und Blätter grob zerhacken. In den Wein geben, mit dem Pürierstab durchmixen. Das Süßholz zugeben und zusammen erhitzen. Abfiltern und mehrmals täglich davon warm trinken. Dieser Wein kann auch mit Buchsbaumsaft hergestellt werden, sofern man ihn bekommt. Dann mischt man 3 ml Buchsbaumsaft mit 1,5 Tl Süßholzpulver und 0,75 l Wein und erwärmt diese vor dem Einnehmen.

Dill-Liebstöckel-Elixier

Indikation:
Eitrige Lungenentzündung, Bronchitis, Auswurf, lindert Asthma
Vor und nach dem Essen jeweils 1 Tl voll einnehmen

60 g Liebstöckel
20 g Dillkraut
20 g Brennessel
0,5 l Wein
Die Kräuter hacken und im Wein aufkochen lassen. Sie werden dann darin liegen gelassen. Nur zum Trinken seiht man sich ein wenig davon durch ein Tuch ab. Nach etwa 2 Wochen sollte aber ein neuer Ansatz gemacht werden, falls die Krankheit noch nicht vorüber ist.

Enzianwein

Indikation:
Stärkt Magen- und Darmfunktion, bei Verdauungsschwäche und Übersäuerung
Eine der stärksten Bitterstoffdrogen!
2 bis 3 mal täglich 1 Likörglas voll angewärmt trinken
Anm.: wer zu Kopfschmerzen und nervösen Erregungszuständen neigt, oder Gallenentzündungen und Gallenkoliken hat, sollte diesen Wein nicht einnehmen!

30 g Enzianwurzel
750 ml Rotwein (Dessertwein)
Die kleingeschnittenen Enzianwurzeln in den Wein einlegen und darin 1 Woche lang liegen lassen. Abseihen und nach Vorschrift einnehmen. Die Menge reicht für eine Kur von etwa 12 bis 14 Tagen.

Fenchel-Elixier

Indikation:
Herzschmerzen, Blähungen, Bronchitis, Heiserkeit
2 bis 3 mal täglich 1 Likörglas voll vor und nach der Mahlzeit einnehmen.
Kuranwendung bis zu 6 Wochen, am besten nach der Einnahme von Hildegards „Griechenklee-Tabletten" (für das Herz)

100 g Fenchelsamen
20 g Süßholzwurzel
50 g Honig
20 g Vollrohrzucker
0,5 l Destilliertes Wasser

Aus allen Zutaten einen Trank kochen , abseihen und klar filtern. Im Kühlschrank aufbewahren.

Flohsamenwein und Flohkrautwein

Indikation:
Fieber, grippale Infekte, Depressionen, Steigerung der Gehirnleistung, unterstützt die Darmtätigkeit
Kuranwendung 2 bis 3 Wochen lang
3 mal täglich 1 Likörglas voll angewärmt einnehmen

0,75 l Wein
100 g Flohsamen oder Flohkraut

Den Flohsamen 5 Minuten lang in dem Wein kochen lassen, klar filtern und abfüllen.

Galgant-Wein

Indikation:
Schmerzlindernd bei Rücken- und Bandscheibenschäden, Ischias- und Kreuzschmerzen, Seitenstechen, Rheuma, wirksam sowohl bei Muskel- als auch bei Nervenschmerzen, vitalisierend für den gesamten Organismus, entschlackend, entsäuernd
3 bis 4 mal täglich 1 Likörglas voll angewärmt trinken
Kuranwendung 1 bis 3 Wochen

20 g Galgant
0,5 l Bio-Wein

Die kleingeschnittene Galgantwurzel im Wein kochen lassen. Getrockneter Galgant dabei 5 Minuten, frischen dagegen nur 3 Minuten lang. Durchseihen und abfüllen.

Herstellung aus Galgantpuver:
1 Tl Galgantpulver
300 ml Wein

Das Pulver in den Wein gut einrühren. Kurz aufkochen lassen und 2 mal täglich warm einnehmen.

Gelöschter Wein

Indikation:

Depressionen, Melancholie, Verstimmung, Zorn, Traurigkeit, Alkoholismus, Abhängigkeit, Entziehungsmittel, Suchtverhalten

Zählt nicht unbedingt zu Kräuterweinen, ist aber eines *der* Stimmungsmittel bei Hildegard von Bingen und, da es auch noch sehr einfach herzustellen ist, muss ich es einfach hier anführen!

Bei Bedarf warm trinken, sowohl (bei alkoholempfindlichen Menschen) 20 bis 30 Tropfen als auch 1 oder mehrere Tl einnehmen.

Immer frisch zubereiten oder in einer Thermoskanne warm bereithalten.

Für entwöhnte Alkoholiker soll sehr trockener, sogar saurer Wein verwendet werden, ansonsten nach Geschmack trockener oder süßer Dessertwein (zum Beispiel Eiswein oder Mavrodaphne aus Griechenland)

½ Tasse Wein (s. o.)
¼ Tasse Wasser

Den Wein in einem Töpfchen erhitzen. Wenn er zu simmern beginnt, also noch vor dem Kochen, wird das Wasser hineingeschüttet. Das Ganze vom Herd ziehen und warm einnehmen.

Goldwein

Indikation:

Gicht, Rheuma, Magen- oder Darmfieber

Eventuell kombiniert mit der Goldkur der Hildegard von Bingen

1 mal täglich

Kuranwendung 2 - 4 Wochen lang, oder bis das Fieber ausgeheilt ist

1 Goldnugget ca 0,6 g (reines, natürliches Gold) oder eine Goldmünze aus reinem Gold
1 Tasse Wein

Das Gold in einem Topf oder auf der Herdplatte zum Glühen bringen. Vom Herd nehmen und mit dem Wein ablöschen. Warm trinken. Nach Möglichkeit jeweils frisch zubereiten.

Gundelrebenelixier

Indikation:

Bronchialkrebs, Kehlkopfkrebs

(mit Absprache des Arztes!) etwas aufwändige Herstellung

3 mal täglich 1 El voll vor dem Essen einnehmen und ½ Tasse nachher. Vor der Einnahme mit Stahl erwärmen: entweder mit einem Stahlnagel oder Ähnlichem, den man

auf der heißen Kochplatte erhitzt, meiner Meinung nach genügt es aber auch, einfach einen der heute üblichen Edelstahltöpfe zu verwenden.
Die Herstellung erfolgt in zwei Schritten:

1. 50 g Gundelrebe
   60 g Basilikum
   70 g Quendel
   etwa 1 l Wasser

Die Kräuter im Wasser kochen, wobei das Wasser zu einem Drittel darüber stehen soll. Danach durch ein Tuch seihen.

2. 10 g Muskatnuss
   10 g Galgant
   60 g Birnmistel (möglichst Misteln, die auf einem Birnbaum wachsen)
   2 l starker Wein
   600 g Honig

Aus der Muskatnuss und dem Galgant nun eine Pulvermischung herstellen. Mit dem Wein in einem anderen Topf 5 Minuten lang kochen lassen. Den Honig zufügen sowie den Kräuterabsud von 1.
Nochmals kurz aufkochen lassen. Die Birnmistel zugeben und 10 Minuten ziehen lassen. Dann durchfiltern und abfüllen.

Anm.: Misteln sollen nach heutiger Erkenntnis nicht gekocht werden, daher wurde die Zubereitung geändert!

Heckenrosen-Elixier

Indikation:
Eitriger Lungenauswurf, Lungenkrankheiten, Asthma mit Auswurf
Die Lunge wird von diesem Elixier gereinigt und desinfiziert
Mehrmals täglich 2 bis 3 Likörgläser voll einnehmen
Kuranwendung bis der Auswurf versiegt, auch über mehrere Monate hinweg

150 g Zweige der Heckenrose mit den Blättern
300 g Honig
1 l Wasser
Die Heckenrosenzweiglein in Stückchen schneiden und mit dem Honig im Wasser kochen lassen. Dabei entstehenden Schaum abschöpfen. Durch ein Tuch filtern und abfüllen.

Herzwein

Eines der Herstücke der Hildegard-Medizin!

Indikation:

Herz- und Kreislaufregulierend, schlaffördernd, blutdruckregulierend, vitalisierend, entgiftend, Jugendherz, besonders geeignet für Menschen mit Herzproblemen zwischen 20 und 50 Jahren als Basisherzmittel. Kann beginnende Herzleiden verhindern und angeblich sogar völlig ausheilen

3 mal täglich 1 Likörglas voll einnehmen, mindestens aber 3 mal täglich 20 Tropfen

Kuranwendung 1 bis 3 Wochen

10 ganze Stängel Petersilie (Blattpetersilie)
150 g Honig
2 El Weinessig
1 l Wein (Kabinett)

Die Petersilie grob hacken, mit dem Essig in dem Wein 4 Minuten lang kochen lassen. Den Honig zufügen, nochmals 5 Minuten lang aufkochen und abschäumen. Danach abseihen und abfüllen.

Soll der Herzwein gleichzeitig auch eine entwässernde Wirkung haben, so können auch einige kleingeschnittene Petersilienwurzeln mitgekocht werden.

Hirschzungen-Wein

Indikation:

Chronischer, lange andauernder Husten und Asthma, stärkt Leber, Lunge und Organe, reguliert Menstruations- und Hormonstörungen (Bauchspeicheldrüse und Schilddrüse), Beschwerden in den Wechseljahren, entgiftet und reinigt Leber, Lunge und Organe. Hirschzungenfarn steht unter Naturschutz!

3 mal täglich 1 Likörglas voll einnehmen.

Kuranwendung 1 bis 2 Wochen, bei chronischen Erkrankungen 6 Wochen

1. Woche: 3 mal täglich 1 Likörglas nach dem Essen
2. – 6. Woche: 3 mal täglich 1 Likörglas vor und nach dem Essen

1 l Wein
15 g Zimtstange (Ceylon, auf hochwertige Qualität achten!)
7 g Hirschzungenfarnkraut
4 g Langer Pfeffer
5 El Honig (etwa 100 g)

Das Hirschzungenfarnkraut in dem Wein 5 Minuten lang kochen lassen. Den Honig zufügen und nochmals aufkochen. Den Zimt in kleine Stückchen brechen und zusammen mit dem Langen Pfeffer zum Wein geben, nochmals aufwallen lassen. Durch ein Tuch klar filtern und heiß abfüllen.

Husten-Wein

Husten und Bronchialerkrankungen
Nach den Hauptmahlzeiten 1 Likörglas voll trinken, nach Zwischenmahlzeiten je ½

10 g Bertramwurzel
10 g Brombeerblätter
10 g Ysop (Kraut)
10 g Oregano
150 g Honig
1 l Wein
Honig und die Kräuter in dem Wein 2 Minuten lang kochen lassen. Danach abseihen und heiß abfüllen.

Kerbel-Wein

(Bruchwein)
Indikation:
Leistenbruch, Eingeweidebrüche, Gebärmuttervorfall, Vorfall
3 mal täglich 1 Likörglas voll

2 Handvoll Kerbelkraut, frisch
500 ml Wein
Das gewaschene Kerbelkraut in einem Mörser zerreiben und mit dem Wein aufschütten. Durch ein Tuch pressen. Nur diese kleine Menge zubereiten und verbrauchen, dann nach einwöchiger Pause wieder frisch ansetzen und einnehmen. Diese Menge reicht für 8 bis 9 Tage.

Alternativ:
80   ml Kerbel-Urtinktur aus der Apotheke
500 ml Wein
Miteinander vermischen.

Kletten-Elixier

Indikation:
Spült die Nieren durch, unterstützt die Behandlung von Blasen- und Nierensteinen sowie Harngries
2 mal täglich 1 Likörglas nach dem Essen angewärmt trinken, nach einiger Zeit gegebenenfalls auch vorher.
Kuranwendung: 2 bis 4 Wochen

1 EL Klettenblätter
0,5 l sehr guter (Bio-?) Wein
Die Klettenblätter (nicht die Wurzeln!) im Wein aufkochen, abseihen und heiß abfüllen.

Königskerzen-Wein
(„Stimmwein")
Indikation:
Heiserkeit, raue Kehle, Brustschmerzen, Laryngitis, stärkt Hals, Rachen und die Stimme
3 bis 4 mal täglich 1 Likörglas warm trinken
Kuranwendung: 1 bis 2 Wochen, aufhören, wenn die Heiserkeit vorüber ist

10 g Königskerzenblüten
10 g Fenchelkraut
0,5 l starker Wein
Die Kräuter klein schneiden und in dem Wein etwa 2 Minuten lang kochen lassen. Dann abseihen, eventuell in eine Warmhaltekanne abfüllen.

Krauseminze-Wein
Indikation:
Rheumatische Beschwerden, Weichteilrheuma (Fibromyalgie), Schmerzen der Muskeln und Nerven, Gicht, Nierenfunktionsstörung, erwärmt den Magen bei Verdauungsschwäche, reguliert den Harnsäurespiegel

Je 1 Likörglas voll einnehmen:
morgens nüchtern
vor dem Abendessen
vor dem Schlafengehen oder nachts
Bei auftretenden Magenproblemen reduzieren auf jeweils 1 Tl. oder das Rezept stärker verdünnen
Kuranwendung: 3 Wochen

1 l Wein
250 ml Krauseminze-Urtinktur
Den Wein 5 Minuten lang kochen lassen, etwas abgekühlt mit der Krauseminze-Urtinktur verrühren und abfüllen.
Wer frische Krauseminze zur Hand hat, kann diese auch zerstoßen, bis er daraus Saft gewinnt und mit etwas Wein etwa im Verhältnis 1 : 2 vermischen.

Lavendel-Wein

Indikation:
Stärkt Leber und Lunge, hilft bei Atemnot bei vorliegendem Schaden der Leber oder Lunge, fördert Einsicht und Kombinationsfähigkeit
3 mal täglich 1 Likörglas angewärmt einnehmen
Kuranwendung: 2 Monate und mehr

3 El Speik-Lavendel (wilder Lavendel, meist aus der Provence)
1 l Wein
Den Lavendel im Wein 3 Minuten lang kochen. Dann vom Herd nehmen und noch 5 Minuten lang ziehen lassen. Durch ein Tuch filtern und abfüllen.
Alternativ zum Wein kann man auch Wasser und etwas Honig verwenden.

Lorbeer-Wein

Indikation:
Probleme und Schmerzen des Magen- und Darmkreises, Gastritis, Katarrh und Verschleimung
1 mal täglich 1 Likörglas vor dem Schlafengehen angewärmt einnehmen
Kuranwendung: 1 bis 2 Wochen

2 Tl Lorbeerfrüchte (!)
0,5 l Wein
Die Lorbeerfrüchte im Wein kurz kochen lassen und absieben.

Lungenkraut-Wein

Indikation:
Husten, Atemnot und Atembeschwerden tagsüber
1 mal täglich 1 Likörglas vor dem Essen einnehmen
Kuranwendung: 1 bis 3 Wochen, maximal 2 Monate

3 El Lungenkraut
1 l Wein
Das Kraut im Wein 5 Minuten lang kochen lassen. Danach absiehen und abfüllen.

Maulbeerelixier

Indikation:

Vergiftungen

1 Likörglas sofort und nochmals nach dem Essen (kalt) einnehmen. Das Gift wird entweder über den Stuhl oder die Nase ausgeschieden oder erbrochen

1 Handvoll Blätter der Schwarzen Maulbeere
Wermut-Presssaft
Bio-Wein

Die Blätter auspressen (wenn man an den reinen Presssaft oder die Urtinktur kommt, noch einfacher). Dann eine etwas geringere Menge des Wermutsaftes zufügen. Hinzukommt die doppelte Menge Wein wie das gesamte Saftgemisch. Zusammen fest wallend aufkochen und dann abkühlen.

Maulbeerwein

Indikation:

Leberleiden

Kuranwendung: mindestens 4 Wochen lang morgens, mittags und abends 1 bis 2 El einnehmen

5 El Maulbeeren
500 ml trockener Rotwein
100 ml Akazienblüten- oder Waldhonig
1 El Weinessig

Die Maulbeeren mit dem Essig im Wein 5 Minuten lang sprudelnd kochen lassen. Abschäumen, und durchsieben. Mit dem Honig vermischen.

Meisterwurz-Wein

Indikation:

Fieberhafte Pneunomie, bakterielle Fieber verschiedener Art, hochfieberhafte Zustände
Anwendung je nach Schwere der Krankheit 3 bis 5 Tage lang nüchtern einnehmen, morgens oder wenn der Magen leer ist und vor jeder Mahlzeit. Erwachsene nehmen dann 1 – 2 El, Kinder 1 Tl oder einige Tropfen ein
Anwendung: bis zu 1 Woche

3 Tl Meisterwurz (Wurzeln)
250 ml Wein

Frische Wurzel zerstoßen beziehungsweise getrocknete Wurzeln zerreiben. Mit etwa 150 ml Wein übergießen, dass alles gut bedeckt ist, in einem Gefäß aus Glas oder Porzellan.

Über Nacht stehen lassen. Mit dem restlichen Wein verlängern und nüchtern einnehmen. Nicht aufheben, jeden Tag unbedingt frisch zubereiten!

Muskatellersalbei-Wein

Indikation:

Magen-Darm-Probleme, wirkt appetitanregend, entgiftend, magenstärkend, verdauungsfördernd, chronische Gastritis als Folge von zu wenig Magensäure

2 mal täglich 1 bis 2 Likörgläser nach dem Mittag- und Abendessen, eventuell auch anfangs nur je 1 El wenn der Magen empfindlich reagiert

Kuranwendung: 1 bis 4 Wochen

18 g Muskatellersalbei (Blätter)
9 g Poleiminze
3 g Fenchel (Samen)
1 l starker Weißwein
70 g Honig

Alles zusammen kochen lassen und durch ein Tuch klar sieben.

Nelkenwurz-Wein

Indikation:

Osteoporose, Kreislaufschwäche, Anämie, zur Rekonvaleszenz bei Schwäche

3 mal täglich 1 Likörglas angewärmt

Kuranwendung: 1 bis 4 Wochen, aufhören bei Besserung

250 g Wurzeln der Nelkenwurz
1 l Weißwein

Die Wurzeln im Wein ansetzen und 1 Woche lang ausziehen lassen. Danach abgießen und abfüllen.

Odermennig-Wein

Indikation:

Entzündungen der Haut und Schleimhaut, Durchfallerkrankungen, Schleimansammlungen im Magen, Erbrechen von Schleim und Flüssigkeit

3 mal täglich nüchtern und nach dem Essen 1 Likörglas einnehmen

1 Handvoll Odermennigkraut, möglichst frisch
0,5 l Wein

Das Kraut klein schneiden und im Wein einlegen. Jeweils vor der Einnahme die benötigte Tagesmenge durch ein Tuch filtern.

Petersilien-Wein
-siehe Herzwein

Petersilien-Steinbrech-Wein
Indikation:
Blasensteine, Steinleiden
Diesen Wein trinkt man 1 bis 2 mal pro Woche während eines Sauna- oder Dampfbadbesuches (3 Durchgänge!)

3 EL Petersilie
1 El Steinbrech (Blätter und Stängel)
1 l Wein
Die Kräuter im Wein kurz kochen und abgießen.

Pfaffenhütchenaschen-Elixier
Indikation:
Wassersucht, diuretisch, stark entwässernd
2 bis 3 mal täglich 1 Likörglas voll trinken. Dabei die allgemeine Flüssigkeitszufuhr erhöhen auf 1 l (Wasser oder Kräutertee) je 30 kg Körpergewicht!

20 g Asche vom Spindelbaum (=Pfaffenhütchen)
1 l Bio-Wein
Den Wein um 6 Uhr morgens (!) über die Asche gießen. Um 12 Uhr (!) mittags dann durch einen Kaffeefilter absieben.
Spindelbaum- bzw. Pfaffenhütchenasche wird wie folgt hergestellt:
Von einem Spindelbaum schält man ein Stückchen Rinde ab. Das Innere davon verbrennt man ohne Zugabe weiterer Hölzer. Die erkaltete Asche in einem Mörser zerreiben.

Pfaffenhütchen-Wein
Indikation:
Erkrankungen der Milz, eventuell auch Leukämie
3 mal täglich nach dem Essen 1 Likörglas voll nach dem Essen trinken, greift leicht die Magenschleimhaut an, daher nicht nüchtern einnehmen!

1 El Pfaffenhütchenfrüchte mit Stein, auch getrocknet
1 l (Bio-) Wein
Die Früchte in dem Wein 5 Minuten lang abkochen, durchsieben und abfüllen. Werden die Früchte ohne Stein verwendet, ist die Wirkung schwächer, daher sollte der Wein eventuell weitere 2 Minuten gekocht werden.

Pfingstrosen-Elixier

Indikation:
Bronchitis, eitrige Stirnhöhlenentzündung, Sinusitis, Auswurf, Mundgeruch durch Bronchiektasie
3 mal täglich 1 /2 Likörglas einnehmen

50 g Pfingstrosenwurzel
30 g Pfingstrosensamen
1 l Wein
Die Wurzel in kleinere Stücke schneiden. Zusammen mit den Samen gut 5 Minuten lang im Wein kochen lassen. Darin erkalten lassen, dann abseihen und abfüllen.

Pfirsichblätter-Wein

Indikation:
Eitrige Entzündungen wie Nebenhöhlenentzündung, Bronchitis und Mittelohr-entzündung, Abszesse, unangenehmer Atemgeruch
2 mal täglich 1 Likörglas nach dem Mittag- und Abendessen im Mund gut einspeicheln
Kuranwendung: 1 bis 2 Wochen, bis zu 2 Monate, bei empfindlichen Magenreaktionen die Dosis verringern auf 1 El oder 1 Tl

4 El Pfirsichblätter
3 El Süßholz
½ bis 1 Tl weißer Pfeffer
150 g Honig
1 l Wein
Den Honig aufkochen und abschäumen. Die Kräuter und Gewürze mit dem Wein aufkochen. Den Honig zugeben. Alles durchfiltern, bis der Wein klar ist und heiß abfüllen.

Preiselbeer-Elixier

Indikation:
Ausbleibende oder zu geringe Menstruation vor allem bei älteren Frauen

Täglich nüchtern und nach dem Mittagessen je 1 Likörglas voll trinken
Die Herstellung erfolgt in zwei verschiedenen Arbeitsschritten

1. 90 g Preiselbeeren
   30 g Schafgarbe
   10 g Weinraute
   150 g Diptam
   1 l Qualitätswein, am besten biologisch

Alles in einem Mörser pulverisieren. In dem Wein aufkochen. Nach 5 Minuten in ein Säckchen schütten.

2. 20 g Gewürznelken
   10 g weißer Pfeffer
   100 g abgekochter und gereinigter Honig
   0,5 l Bio-Wein

Die Nelken und den Pfeffer zerreiben, den Honig beigeben und in dem Wein kochen lassen. Über das Kräutersäckchen (1.) gießen und langsam durchlaufen lassen. Danach klar filtern und abfüllen.

Anm.: Hildegard von Bingen verwendet hierfür auch 120 g der Osterluzei (Aristolochia clematitis). Da Aristolochia - Arten in der medizinischen Nutzung heute jedoch vom Bundesgesundheitsministerium verboten wurden, empfehle ich entweder, sie wegzulassen oder eine Urtinktur aus der Apotheke bzw. eine homöopathische Verdünnung zu verwenden.

Rainfarnelixier
Indikation:
Beschwerden der Blase und Prostata, Entzündungen von Blase und Harnleiter, Harnverhalten, Prostatakrebs (Anfangsstadium)
3 bis 4 mal täglich 1 Likörglas davon einnehmen über 1 bis 2 Tage, eventuell nochmals wiederholen
Kuranwendung 4 bis 6 Wochen lang 3 mal täglich 1 Likörglas voll
Bei beginnendem Prostatakrebs (Prostata-Adenom) muss die Konzentration des Rainfarns erhöht werden , so dass mehr Farnsaft als Wein eingenommen wird.
Alternativ dazu kann das Elixier auch mit der Urtinktur (50 ml auf 0,5 l Wein) hergestellt werden
Anm.: die Blüten sind giftig, nur die Blätter verwenden!

I. 0,5 L Wein
frische Rainfarnblätter

Die Rainfarnblätter (nur die Blätter, keine Blüten!) zerstampfen. Heraustretenden Saft durch ein Tuch oder einen Kaffeefilter klar filtern. Dann auf 500 ml abgekochten Wein 50 ml Rainfarnsaft geben und abfüllen.

II. 0,4 l Wein
1 Handvoll Rainfarnblätter
Den Farn grob hacken, mit dem Wein 1 mal aufkochen lassen, vom Herd nehmen und 5 Minuten lang ziehen lassen. Dann mit dem Pürierstab durchpürieren, durch ein Tuch klar filtern.

Rebaschen-Zahnwein

Indikation:
Zahnpflegemittel, stärkt empfindliches Zahnfleisch, hilft bei Zahnfleischbluten, - schwund, – entzündung und schwachen Zähnen
1 bis 2 mal täglich mit ½ Likörglas voll den Mund spülen (nicht hinunterschlucken!)

1 holziger Zweig des Weintraubenstockes
Wein
Das Rebenholzstückchen ohne weitere Zusätze zu Asche verarbeiten. Diese dann in Wein einlegen. Zum Spülen nur den Wein verwenden.

Ringelblumenwein

Indikation:
Vergiftung
Bei akuter Vergiftung möglichst gleich lauwarm trinken, eventuell wiederholen. Es kann Schaum vor dem Mund entstehen, oder Schleimbildung durch die Nase

1 Handvoll Ringelblumen (Blüten oder Blätter)
0,5 l Wein
Die Ringelblumen in grobe Stücke schneiden und in dem Wein erwärmen, aber keinesfalls kochen lassen. Lauwarm trinken.

Röstzucker

Indikation:
Nebenhöhlenentzündung, Katarrh, Verschleimung von Brust und Kopf
Entweder pur oder besser noch in Tee einnehmen, zum Beispiel Fenchel, Andorn oder Rainfarnkraut

Dies ist zwar kein Kräuterwein, aber einfach genial, deshalb muss ich ihn einfach hier erwähnen (bin selbst mit Nebenhöhlenproblemen geplagt...)

Vollrohrzucker (aus Zuckerrohr)
Den Zucker im Sommer an der heißen Sonne, im Winter auf einem heißen Stein (am Feuer oder Herd) langsam rösten, nicht schmelzen lassen, bis er ganz trocken ist.

Salbei-Wein

Indikation:
Schlechter Atem (als eine Krankheit, nicht von einer Eiterung her stammend), schädliche oder schlechte „Säfte" durch Ernährungsfehler, Umweltgifte, Hormonüberproduktion, Histaminausschüttung, Infektionen, Stoffwechselschwäche, Lymphatismus und Konstitutionsschwäche bei Kindern, Rheuma
3 mal täglich 1 Likörglas trinken

Anm.: Rheumatiker sollten besser keinen Wein verwenden, sondern Wasser

Salbei
0,5 L Wein
Die geschnittenen Salbeiblätter 2 Minuten lang gut in dem Wein kochen lassen und abseihen.

Sanikel-Elixier

Indikation:
Entzündung und Störung von Magen und Darm, auch chronisch, Störung der Verdauung und von Drüsentätigkeiten, Diabetes, Krankheiten der Organe und der Bauchorgane, Crohnsche Krankheit
3 mal täglich 1 Likörglas voll nach dem Essen einnehmen
Kuranwendung etwa 4 Wochen

100 g Sanikelkraut mit Wurzel (frisch)
2 l Wasser
300 g Honig
1 El Süßholz
Die gewaschene, saubere Sanikelpflanze und das Süßholz mit dem Wasser aufkochen. Vom Herd nehmen und 5 Minuten ziehen lassen. Durch ein Tuch filtern. Dem so erhaltenen Tee fügen wir nun den Honig zu und füllen ihn ab.

Schlehenaschenelixier

Indikation:

Gicht, Rheumatische Beschwerden, Nervenleiden, evt. Erleichterung bei Multiple Sklerose-Schüben, Lähmungserscheinungen wie nach Schlaganfällen

3 mal täglich 1 El vor und nach dem Essen

Kuranwendung 6 Monate oder mehr, bis sich eine Besserung einstellt. Jeweils nach 4 Wochen eine einwöchige Einnahmepause einlegen.

20 g Schlehenasche
15 g Gewürznelkenpulver
30 g Zimtpulver
300 g Honig
2 l Wein

Den Honig in einem Topf erhitzen, Schaum abschöpfen. Die Gewürzpulver zugeben, kurz durchrühren. Mit dem Wein ablöschen, aufkochen lassen und durch ein Tuch klar filtern.

Schlehenasche erhält man so:

Man nehme etwas grünes oder auch trockenes Schlehenholz beziehungsweise Schlehenzweige mit den Dornen. Diese nun in einem Feuer verbrennen, ohne dass anderes Holz dies berührt. Die erkaltete Asche nun einsammeln und zermahlen.

Schlüsselblumen-Wein

Indikation:

Rheuma, Lähmungen

Mindestens 3 mal täglich, besser 5 mal täglich jeweils 1 Likörglas voll einnehmen

Kuranwendung bis zu 3 Monaten, am besten im Frühjahr, solange die Schlüsselblume frisch zu pflücken ist (geschützte Pflanze!)

1 El Schlüsselblumen (Blüte und Kraut)
100 ml Wein

Die Schlüsselblumen klein schneiden und in dem Wein einlegen. Der Einfachheit halber setzt man jeden Abend ein Gefäß an, schüttet den Wein hinein, in den man die Schlüsselblumen legt. Am nächsten Morgen kann das Kraut dann entfernt werden oder auch nur die Flüssigkeit für die jeweilige Einnahme abgeseiht werden. Wichtig ist nur, dass der Wein den Geschmack (und damit auch die Wirkstoffe) der Schlüsselblume in sich aufgenommen hat. Werden getrocknete Kräuter verwendet, so kann daraus auch eine größere Menge hergestellt werden.

Tausendgülden-Wein

Indikation:
Knochenbruch, Beinbruch, regt die Kallusbildung an, Gicht, regt den Appetit an
2 – 3 mal täglich 1 Likörglas trinken

1Tasse frisches oder 30 g getrocknetes Tausendgüldenkraut (Kraut oder Wurzel)
1 l Wein
Das Kraut oder die Wurzel klein schneiden. Über Nacht im Wein ausziehen lassen. Am nächsten Tag dann absieben und abfüllen.

Veilchen-Elixier

Indikation:
Depression, andauernde Niedergeschlagenheit, hellt die Stimmung auf, Arbeitsunlust, Melancholie, daraus folgende Lungenbeteiligung
3 bis 4 mal täglich 1 Likörglas einnehmen.
Kuranwendung 1 bis 3 Wochen, nicht länger als 6 Wochen

20 g Veilchen (Blüten und Blätter)
1 l Wein
10 g Galgant (Pulver)
20 g Süßholz
Die Veilchen mit dem Wein aufkochen, durch ein Tuch sieben. Dem Absud Süßholz und Galgant zugeben. Über Nacht ruhen lassen. Am nächsten Tag nochmals aufkochen und klar durchfiltern.

Wacholder-Elixier

Indikation:
Asthma bronchiale, vor allem, wenn Auswurf und Schleim festsitzen und nicht ausgeschieden werden können, nicht während der Schwangerschaft und Stillzeit und bei vorliegenden Nierenerkrankungen einnehmen!
Kuranwendung 5 Wochen, bei Bedarf den Zyklus wiederholen:
3 Wochen lang 1 Likörglas auf nüchternen Magen, sowie (eventuell stattdessen) vor dem Mittagessen, danach 2 Wochen lang 1 Likörglas nach dem Mittagessen

1 El Wacholderbeeren
2 El Königskerze (Kraut und Blüten)
4 El Bertram
4 El Alantwurzel (auch getrocknet, aber nicht alt!)
2 l starken Wein

Die Wacholderbeeren, Königskerze und das Bertram im Wein 5 Minuten lang aufkochen lassen. Die Alantwurzel in kleine Stückchen schneiden und mit dem Kräuterwein aufgießen. In einer weithalsigen Flasche aufbewahren. Die jeweilige Tagesmenge dann immer frisch durch ein Tuch abseihen.

Wacholderbeerenwürze

Indikation:

Superinfektion der Bronchien, festsitzende Verschleimung bei Asthma, als Erstmittel vor dem Wacholder-Elixier anwenden und nicht während der Schwangerschaft und Stillzeit oder bei vorliegenden Nierenerkrankungen einnehmen!

Nach dem Essen und auf nüchternen (leeren) Magen 3 mal täglich 1 Likörglas voll einnehmen.

Kuranwendung: nur bis die Entzündung zurückgeht, danach eventuell zum Wacholder-Elixier wechseln.

1 El Wacholderbeeren
0,5 l Wasser
200 g Honig
1 El Weinessig
1 El Süßholz
1 Tl Ingwer

Die Wacholderbeeren im Wasser 10 Minuten lang kochen lassen. Durch ein Tuch seihen und den Essig, Süßholz und Ingwer zufügen. Wieder aufkochen lassen. Durch ein Tuch filtern bis es klar ist.

Wasserlinsen-Elixier

Indikation:

Stärkung der Abwehr bei Immunschwäche und wiederkehrenden Infektionskrankheiten, Bauchkrämpfen, „Vicht" (nach Hildegard eine Vorstufe von Krebserkrankungen, die sich durch Kraftlosigkeit, unzuzuordnende Bauch- und andere Schmerzanfälle, rheumaähnliche Beschwerden und Herzprobleme, die nicht ärztlich diagnostiziert werden können, äußert), stoffwechselentgiftend, zur begleitenden Therapie bei Myomen und Unterleibsbeschwerden, vitalisierend und entgiftend für den gesamten Körper. Eine natürliche Alternative (oder auch Ergänzung) zu Antibiotika-Behandlungen.

2 mal täglich 1 Likörglas voll morgens nüchtern und abends vor dem Schlafengehen einnehmen.

Kuranwendung: 3 Monate, dann 3 Monate pausieren und gegebenenfalls wiederholen.

8 g Ingwer

60 g Zimt

4 g Salbei

6 g Fenchel (Samen)

5 g Rainfarn (Kraut, niemals Blüten!)

120 g Honig

2 l Weißwein

10 g Weißer Pfeffer

30 g Wasserlinsen

60 g Tormentill (Blätter)

60 g Ackersenf (Kraut oder junge Triebe und Knospen)

20 g Labkraut

1. Den Honig mit dem Wein, Ingwer und Zimt einmal aufkochen lassen, den Pfeffer zugeben. Nun den Salbei, Fenchel und Rainfarn zufügen. Nochmals aufwallen lassen. Vom Herd nehmen.

2. Die Wasserlinsen, Tormentillkraut, Ackersenf und Labkraut zusammen in einem Mörser zerreiben und durch ein Tuch abpressen. Über den so gewonnenen Saft gießt man nun die Honig – Wein - Mischung und filtert alles mit einem Tuch klar. Das Elixier im Kühlschrank aufbewahren.

Anm.: Wasserlinsen sind frisch erhältlich im Aquaristik-Handel. Ansonsten kann auch die Urtinktur verwendet werden (Lemna minor) aus der Apotheke. Ackersenf muss meist selbst im Sommer gesammelt werden, da er in der Regel in der Apotheke nicht erhältlich ist. Allerdings wird er gerne getrocknet als Schildkrötenfutter angeboten. Da er in Form von der Bachblüte *mustard* erhältlich ist, wäre es meines Erachtens auch eine Alternative, davon ein paar Tropfen in den Trank zu geben, wenn er fertig „gebraut" ist.

Das Wasserlinsen-Elixier ist auch als Präparat zu kaufen über Versandhandel oder Apotheken.

Wermut-Wein (Wermutkur)

Indikation:

Kur im Frühjahr oder bei Bedarf zur Entgiftung, Stoffwechselanregung (Altersdiabetes, Harnsäureüberproduktion, Blutfette!) und Entschlackung aller Organe, stärkend für Herz, Lunge, Nieren, Magen und Augen, verdauungsfördernd, stimmungsaufhellend bei Depressionen, Fußschwäche

Jeden 3. Tag wird nüchtern vor dem Frühstück 1 Likörglas voll eingenommen

Kuranwendung: von Mai bis Oktober (immer 2 Tage auslassen)

Junger, frischer Wermut oder
85 ml Wermutpress-Saft (Frühling!)
2 l Wein
300 g Honig

Aus dem Wermut einen Saft gewinnen (zerstampfen und durch ein Tuch pressen). Den Wein mit dem Honig aufkochen lassen. Soviel Wermutsaft zuschütten, dass der Wermutgeschmack überwiegt. Dann abfüllen, angebrochene Flaschen kühl aufbewahren.

Wermut-Eisenkraut-Elixier

Indikation:

Zahnschmerzen, Zahnentzündungen

Bei Bedarf trinken, die gekochten Kräuter möglichst warm über Nacht auf das Kiefer mit einem Tuch auflegen und festbinden

25 g Wermut
25 g Eisenkraut
200 ml starker Wein
1 - 2 El Vollrohrzucker

Den gezuckerten Wein mit den Kräutern aufkochen. Nach 5 Minuten abseihen, die Kräuter aufheben (verwenden wie oben angegeben!), schluckweise warm trinken.

Ysopelixier

Indikation:

Leber - und Lungenerkrankungen, Magen- und Darmstörungen

bei leichter Erkrankung jeden vierten Tag einnehmen,

bei schwerer Erkrankung 9 Tage lang jeden Tag: morgens nach dem Frühstück ½ und vor dem Schlafengehen ein Likörglas voll einnehmen

Anm.: Erkrankungen dieser Art gehören grundsätzlich in ärztliche Hände, aber mit Rücksprache kann diese Elixier auch behandlungsbegleitend gegeben werden!

3 El Ysopkraut
1 El Süßholz
2 El Zimtrinde
7 El Fenchel (Samen oder Kraut)
1 l Wein
500 g Honig

Die Gewürze mit dem Honig im Wein fest kochen lassen, bis alles süß schmeckt. In einen Steinguttopf geben. In der Erde vergraben,. je nach Jahreszeit (im Winter 9 Tage und Nächte lang, im Sommer 5 Tage und Nächte lang) lässt man es dort ruhen, damit die „Erdsäfte" die Kräuter noch heilsamer machen. Dann durch ein Tuch abseihen (vorher etwas erwärmen, sonst ist der Sud zu dickflüssig.

Ysopwein

Indikation:
Leberleiden mit einhergehenden Depressionen
Täglich einnehmen, am besten mittags und abends je 1 kleines Likörglas sowie ein paar Ysopblättchen

1 Handvoll frischen Ysop
0,5 l Wein
Den Ysop klein schneiden und im Wein einlegen. Den Ysop oftmals essen, den Wein trinken.

Zedernwein

Indikation:
Vereiterungen, auch chronischer Art, der Knochen und Gelenke, nach Operationen (z. B. Hüftgelenksoperation)
Täglich davon trinken, bis eine merkliche Besserung erreicht wird, danach alle 2 oder auch 3 Tage, solange, bis der Kranke wieder gesund ist, danach aufhören, „weil er sonst selbst so starr und hart wie Holz wird"

Zedernbaumzweiglein
Wein
Kleine, frische Zedernzweige mit Nadeln mit einem Hammer oder Fleischklopfer leicht anklopfen und über Nacht in den Wein legen. Vor der Einnahme absieben.

Zimtwein

Indikation:
Stoffwechselstörungen, Diabetes, Harnsäuregicht, Hormonstörungen, Malaria
3 mal täglich 1 Likörglas erwärmt trinken

3 Zimtstangen (wenn erhältlich, noch saftig)
eine Handvoll frische Zimtblätter (alternativ Zimtblätteröl, s. Anm. unten!)
1 l Wein
In einem Stahlgefäß den Zimt, die Zimtbaumblätter und den Wein erhitzen. Etwa 10 Minuten lang wallend kochen lassen, dann abseihen und abfüllen.

Anm.: Dieses Rezept nach Hildegard von Bingen wird (bezüglich der Zutaten) ebenso empfohlen, daher wird es von mir auch so wiedergegeben. Da es sich allerdings als schwierig herausstellen dürfte, in unseren Breitengraden an wirklich frischen Zimt zu kommen, können auch getrocknete, möglichst hochwertige Ceylon-Zimtstangen verwendet werden. Als Ersatz für die Zimtblätter bietet sich ein (reines und gutes) ätherisches Zimtblätteröl an. Dabei etwa 15 Tropfen auf 1 l Wein dosieren.

Zitronenbaumblätter-Wein
Indikation:
Grippe, fieberhafte und verschleppte Grippe, Tuberkulose mit täglichen Fieberanfällen
Kuranwendung: mehrmals täglich 5 Likörgläser voll einnehmen über mehrere Wochen oder bis die Fieberanfälle aufgehört haben

100g Zitronenbaumblätter
1 l Wein
Die Blätter grob zerschneiden und im Wein kochen. Abseihen.

Zitwer-Elixier
Indikation:
Parkinsonsche Krankheit, Gliederzittern
2 bis 3 mal täglich 1 Likörglas leicht angewärmt einnehmen, bei starken Reaktionen auch nur jeden 2. Tag trinken
Kuranwendung: 3 bis 6 Monate, dann 6 Monate lang pausieren und gegebenenfalls wiederholen

55 g Zitwerwurzeln
40 g Galgant
100 g Honig
1 l Wein
Die Zitwerwurzel in kleine Stücke schneiden und mit dem Galgant 15 Minuten lang im Wein leicht kochen lassen. Den Honig zugeben, nochmals aufwallen lassen, danach abseihen und abfüllen.

Zypressen-Wein
Indikation:
Magenschmerzen, Blähungen, Magen-Darm-Geschwüre
Nüchtern oder mit leeren Magen mehrmals täglich 1 Likörglas voll trinken

2 El Zypressenholzspäne (frisch oder getrocknet)
1 l Rotwein
Die Zypressenspäne im Wein aufkochen, nach 5 Minuten absieben.

Kräuterweine und Elixiere aus der Naturheilkunde

Diese Weinzubereitungen dienen sowohl dem körperlichen als auch dem seelischen Wohlergehen, hier finden sich viele Rezepte, die einfach nur erfreuen sollen bezüglich des Geschmacks. Die Menge der Gewürze ist dabei jeweils individuell veränderbar (außer bei den „Gesundheitsweinen).

Auch wenn der Wein noch so gut schmeckt, denken Sie daran: Allzu viel ist ungesund!

Die Mengenzubereitungen können selbstverständlich auch halbiert werden, in der Regel geht das einfach. Vielleicht bereiten Sie aber doch das ganze Rezept zu und verschenken die andere Hälfte an jemand, den Sie mögen – und der den Kräuterwein dann auch schätzt, selbstverständlich - !

Abnehm-Elixier

Unterstützt Stoffwechselprozesse, Fettverbrennung und Entgiftung beim Abnehmen, reduziert das Hungergefühl

3 mal täglich ein Likörglas voll einnehmen

2 El Brennessel
1 El Grüner Tee (nicht aromatisiert)
1 El Löwenzahn (Wurzel)
1 El Hamamelis
1 El Wiesenkönigin
1 El Efeu
1 El Heidekraut
1 El Blasentang (nicht bei Schilddrüsenüberfunktion und Schwangerschaft!)
200 ml Rote Beete Presssaft
Schwarze Johannisbeer-Ursaft (oder frisch gepresst, alternativ 50 g getrocknete schwarze Johannisbeeren)
1 l Rotwein

Die Kräuter mit dem Wein kurz aufwallen lassen, vom Herd nehmen. 10 Minuten lang ziehen lassen, dann abseihen. Die beiden Säfte zugeben, sobald der Wein nicht mehr heiß ist. Abfüllen und kühl aufbewahren, alsbald verbrauchen.

Basilikum-Elixier

Bei Krämpfen, Schlaflosigkeit, Nervosität, fördert die Verdauung

100 g Basilikum (frisch)
1 l Weißwein

150 g Rohrzucker
30 ml Cognac

Das Basilikum zerkleinern. Mit dem Rohrzucker und dem Cognac in den Wein geben und 3 Tage lang ausziehen lassen. Abfiltern und abfüllen, kühl und verschlossen aufbewahren.

Brustwein
Nach Hippokrates
Stärkt Lunge und Bronchien
Jeden Tag 3 mal 1 Likörglas voll einnehmen

1 El Andorn
1 El Ysop
1 El Pfefferminze
1 Tl Alant (Wurzel)
1 Tl Süßholz
2 Feigen (getrocknet, ungeschwefelt)
1 El Korinthen (getrocknet, ungeschwefelt)
Vollrohrzucker
1 l starker Wein

Die Gewürze und Kräuter grob im Mörser zerstoßen. Zusammen mit den gewaschenen Korinthen und klein geschnittenen Feigen in den Wein geben. 8 Tage lang ausziehen lassen, dabei jeden Tag einmal gut durchschütteln.

Erkältungsabwehr-Elixier
Zur Stärkung der Abwehr bei kalten oder nassem Wetter einnehmen, gewärmt noch wirkungsvoller!

1 l Wein
½ Tl Wacholderbeeren
1 Tl Nelken
1 - 2 Zimtstangen
250g Wald- oder Tannenhonig

Die Wacholderbeeren mit dem Nudelholz kurz andrücken, die Zimtstange in mittlere Stücke brechen. Den Wein kurz aufkochen, den Honig zugeben sowie die Gewürze. Den Ansatz nun in eine weithalsige Flasche füllen, verschließen und kräftig schütteln. Bei Zimmertemperatur 1 Woche lang ausziehen. Dabei jeden Tag ein mal kräftig durchschütteln.

Gichtwein

Wie der Name bereits sagt, bei Gichterkrankungen
2 bis 3 mal täglich 1 Likörglas voll einnehmen

30 g Rosmarin
30 g Melisse
20 g Salbei
15 g Chinawurzel
½ Tl Gewürznelken
20 g Pfingstrosenwurzel
20 g Alantwurzel
1 Stange Zimt
1 Tl Ingwer
1 Tl Galgant
30 Wacholderbeeren
für Frauen: 2 El Mutterkraut
1 l starker Wein

Alle Zutaten in einem Mörser grob zerstoßen. Mit dem Wein gut vermischen und drei Tage lang an einem warmen Ort ausziehen lassen. Danach klar filtern und abfüllen.

Halsweh-Wein

Zum Gurgeln bei Halsentzündung und Heiserkeit
Mehrmals täglich den Hals damit spülen und gurgeln

0,7 l Sherry
1 Zimtstange
15 Gewürznelken
½ Muskatnuss
1 Tl Pfefferminze
1 Msp Chili (Pulver) oder ¼ getrocknete Schote

Den Zimt und die Nelken etwas zerkleinern. Alles zusammen in den Sherry geben.
1 Woche lang ausziehen lassen, dann abseihen. Hält sich mehrere Monate lang.

Magenweh-Elixier

Hilft bei Appetitlosigkeit und Magenbeschwerden
bei Appetitlosigkeit vor den Mahlzeiten 1 Tl,
bei Magenproblemen nach dem Essen ½ bis 1 El einnehmen

2 Zimtstangen

1 Tl Anis (Samen)
1 Tl Fenchel (Samen)
1 Tl Kardamom ganz
0,5 l Cognac
Die Zimtstangen in Stücke brechen, die Samen alle grob zerstoßen. Mindestens 1 Woche lang in dem Cognac ausziehen lassen. Danach abseihen und wieder abfüllen.

Feierabend-Elixier
Zur Erholung, wenn Sie zuhause angekommen sind (und nicht mehr wegmüssen...)
Abends 1 bis 2 Likörgläser genießen

1 El Tulsikraut
1 El Thymian
1 Tl Anis (Samen)
1 El Ringelblume
1 l Dessertwein
Alles zusammen im Wein ansetzen. 1 Woche an einem kühlen Ort ausziehen lassen, dann durchfiltern und abfüllen.

Kornblumen-Wein
Hilft gegen Fieber und stärkt die inneren Organe
2 mal täglich 1 Likörglas trinken

30 g Kornblumenblüten
80 g Honig
1 l Wein
Blüten und Honig in Wein aufkochen. Abseihen und abfüllen.

Manager-Elixier
Für den karriegeplagten Mann jeden Alters zur Stärkung. Pflegt das Herz, hilft gegen die Stressauswirkungen des Alltags, regeneriert die Organfunktionen und revitalisiert allgemein
Kuranwendung: 3 Monate lang täglich jeweils 3 Teelöffel vor den Mahlzeiten einnehmen, danach 3 Wochen pausieren und nochmals 3 Monate lang einnehmen

1. 25 g Weißdorn (getrocknete Blüten, Blätter und Früchte gemischt)
   100 ml Grappa

aus beidem eine Tinktur herstellen: in ein Glas geben und 10 Tage lang ins Licht stellen, täglich schütteln. Danach die Kräuter fest abpressen und klar filtern. Die Tinktur möglichst in einem dunklen Fläschchen aufbewahren, oder eine durchsichtige Flasche mit Alufolie fest umwickeln und kühl lagern.

2. 50 ml dieser Tinktur (alternativ 40 ml einer fertig gekauften aus der Apotheke)
    10 g Ginseng-Extrakt (aus Korea)
    200 ml Rotwein, trocken, möglichst biologisch aus Frankreich oder Spanien
Alles zusammenmischen und in einem dunklen Fläschchen kühl aufbewahren.

Damen-Elixier
Sorgt für Ausgleich und Gelassenheit, stärkt die Nerven (Alles, was Frau so braucht...)

1 El Frauenmantel
1 El Gänseblümchen
1 El Melisse
1 El Rosenblüten
1 El Taubnessel
2 El Tulsikraut
1 l Dessertwein
Die Kräuter in den Wein geben und 8 Tage lang ausziehen lassen. Danach abseihen, die Kräuter dabei gut durchdrücken und abfüllen.

Herzlicher Wein
Stärkt das Herz, wirkt sich auch positiv auf die Augenfunktion aus, gegen Kopfschmerzen testen!
3 mal täglich 1 El einnehmen

3 El Nelkenwurz
1 El Pfefferminze
1 El Salbei
1 l Rotwein
Die Kräuter 24 Stunden lang im Rotwein ausziehen lassen. Danach durchfiltern und abfüllen.

Mondweine:
Abnehmender Mond-Wein
Während dieser Mondphase werden die Entschlackungsfunktionen des Körpers gefördert

3 mal täglich 1 Likörglas vor dem Essen trinken, morgens auf nüchternen Magen

1 El Brennessel
1 El Himbeerblätter
1 El Malvenblüten
1 El Ringelblumenblüten
1 El Birkenblätter
1 l Wein
Die Kräuter in den Wein geben und 8 Tage lang ausziehen lassen. Danach abseihen, die Kräuter gut durchdrücken und abfüllen.

Zunehmender Mond-Wein
Jetzt wird der Körper gekräftigt und aufgebaut
2 mal täglich 1 Likörglas am Nachmittag trinken zwischen 15 und 19 Uhr

1 El Lindenblüten
1 El Krauseminze
1 Tl Pfingstrosenwurzeln
1 El Rosenblüten
1 Tl Salbei
1 El Thymian
1 l Wein
Die Kräuter in den Wein geben und 8 Tage lang ausziehen lassen. Danach abseihen, die Kräuter gut durchdrücken und abfüllen.

Vollmond-Elixier
Für diese Mondphase brauchen wir Beruhigung und Ausgleich, ohne dabei müde zu werden.
Am besten trinkt man bereits 2-3 Tage vor und noch nach Vollmond morgens (nüchtern) und abends 1 Likörglas.
Tipp: der Vollmondtag ein besonders guter Tag zum Fasten und Entgiften.

1 El Fenchel (Samen)
1 El Lavendel
1 El Melisse
1 El Ringelblume
1 Tl Salbei
100 g Honig
1 l Wein

Den Wein mit dem Fenchel 5 Minuten lang aufkochen lassen. Den Honig zugeben und die restlichen Kräuter. Vom Herd nehmen und 10 Minuten lang ziehen lassen. Danach abseihen, die Kräuter gut durchdrücken und abfüllen.

Neumond-Elixier

Auch dies ist eine Mondphase, während der sich der Körper entgiftet, das zehrt (vielen Dank dafür!) an allen überflüssigen Substanzen

Am besten trinkt man bereits 2-3 Tage vor und nach Neumond morgens und abends 1 Likörglas (morgens nüchtern).

Tipp: Auch der Neumondtag ist ein besonders guter Tag zum Fasten und Entgiften, oder für einen Obsttag.

1 El Himbeerblätter
1 El Kornblumenblüten
1 El Krauseminze
1 El Ackerschachtelhalm
1 Tl Süßholz
100 g Honig
1 l Wein

Den Wein mit dem Süßholz 5 Minuten lang aufkochen lassen. Den Honig zugeben und die restlichen Kräuter. Vom Herd nehmen und 10 Minuten lang ziehen lassen. Danach abseihen, die Kräuter gut durchdrücken und abfüllen.

Sommerwein

Wenn er doch ewig dauern würde...

Anregend, kreislaufstabilisierend, gut für Leber, Blut, Herz, Verdauung

1 El Rosmarin
1 El Thymian
1 El Kamille
1 El Ringelblume
1 l milden Rosé
mit Honig süßen, wenn nötig

Die Kräuter im Wein kurz aufkochen lassen. Gegebenenfalls den Honig zugeben. Danach abseihen, die Kräuter gut durchdrücken und abfüllen.

Herbstwein

Wärmt von Innen heraus und hilft uns bei der Umstellung auf die kalte Jahreszeit, wehrt Erkältungen ab. Bei ersten Anzeichen 1 bis 3 Likörgläser über den Tag verteilt einnehmen, möglichst angewärmt trinken

25 g Hagebuttenfrüchte, getrocknet
15 g Johanniskraut
5 g Huflattich
1 Tl Hopfenblüten
1 Tl Lindenblüten
1 l Wein
150 g Honig

Die Kräuter und Früchte miteinander vermischen und im Wein aufkochen. Danach vom Herd nehmen und den Honig zugeben. 10 Minuten lang abgedeckt ziehen lassen. Durchfiltern und abfüllen.

Adventwein

An lauschigen Adventabenden ein feiner Schluck mit dem „Verwöhnaroma"...

1 l Dessertwein aus dem Süden
1 Stange Vanille
3 Sternanis
1 Stange Zimt
nach Geschmack noch ½ Tasse brauner Rum

Die Vanillestange aufschlitzen, das Mark herauskratzen. Mit der Stange und den Gewürzen in 1 Tasse Dessertwein aufkochen. Nach 3 Minuten vom Herd nehmen und abkühlen lassen. Alles zusammen mit dem restlichen Wein und gegebenenfalls den Rum in eine Flasche füllen und mindestens 1 Woche lang an einem kühlen Ort ruhen lassen. Dann durchfiltern und abfüllen.

Ostara-Wein

Die altgermanische Göttin Ostara symbolisierte Fruchtbarkeit, Frühlingserwachen und die Morgenröte. Ihr Fest ist am 21.März jeden Jahres, der zeitgleich im Bauernkalender auch dem Heiligen Benedikt gewidmet ist.

Dieser leichte Wein riecht irgendwie schon nach dem Anfang des Gartenjahres und hilft passender weise beim Entschlacken und Entgiften. Er wirkt entwässernd, belebend, hilft beim Abnehmen und stärkt das Immunsystem. Wir verzichten, wenn möglich auch auf die Süßung.

Dieser Wein wird kalt getrunken, 2 bis 3 Likörgläser am Tag, das erste Glas morgens nüchtern einnehmen.

1 El Brennessel
1 El Birkenblätter
1 El Schafgarbe
1 El Taubnesselblüten
1 Tl Löwenzahnwurzeln oder
1 El Löwenzahnkraut und -blüten
1 El Gänseblümchen
1 l Weißwein, trocken, Bio

Die Kräuter mit dem aufgekochten Wein übergießen und abgedeckt 10 Minuten lang ziehen lassen. Dann durchfiltern, die Kräuter dabei gut auspressen, und abfüllen.

Nightpower-Elixier

Für Erwachsene, die sich zu zweit noch ein paar schöne (Abend-?) Stunden machen möchten...

Vorher (also vor dem Schlafengehen!) 1 bis 2 Likörgläser davon genießen und abwarten...

1 Zimtstange
15 Nelken
30 g Ingwer
2 El Damiana
1 El Hopfenblüten
150 g Blütenhonig
1 l Burgunderwein (möglichst alt)

Alles zusammen in den Wein geben und 2 Wochen lang ausziehen lassen. Durchfiltern und abfüllen.

Lucky Day-Elixier

Abends oder bei einem „Durchhänger" 1 bis 2 Likörgläser warm trinken.

25 g Pfefferminze
25 g Lindenblüten
25 g Zitronenverbene (Verbena odorata, Kraut)
25 g Kamillenblüten
3 El Honig
1 l Wein

Den Wein aufkochen und über die Kräuter gießen. 10 Minuten lang abgedeckt ziehen lassen, dann durchfiltern, die Kräuter gut auspressen, und abfüllen.

Magenbitterwein

Zur Leber- und Nierenreinigung, wärmt Magen und Unterleib, verdauungsfördernd, senkt das Fieber und stärkt die Muskeln
2 mal täglich 1 Likörglas vor der Mahlzeit trinken

30 g Tausendgüldenkraut
1 Tl Fieberklee
2 El Kamille
1 Tl Wermut
2 El Orangenblüten
Schale 1 Orange (Bio)
3 El Honig
1 l Rotwein

Alles im Wein ansetzen und 1 Woche an einem warmen Platz ruhen lassen. Dann abgießen, die Kräuter dabei gut auspressen. Durchfiltern und abfüllen.

Pomeranzen-Elixier

Stärkt Magen, Verdauung, Leber und das Herz, regt den Appetit an sowie die Blutbildung, hilft bei allgemeinen Schwächezuständen, Infektionen und Koliken

5 Bitterorangen (unbehandelte, ganze, zum Beispiel von einem Orangenbäumchen Ihrer Terrasse oder Ihres Wintergartens?)
200 g weißer Zucker
2 Stangen Vanille
5 Nelken
1 Zitrone (unbehandelt)
250 ml weißer Rum
1 Zimtstange
1 l Burgunder (weiß oder rosé)
1 kleines Stückchen leicht angekohltes Eichenholz

Die ganzen Orangen und die Zitrone mit heißem Wasser gut abwaschen und abtrocknen. In ein weithalsiges Gefäß geben. Die Vanillestangen aufschlitzen und das Mark herauskratzen. Alle Gewürze, Wein, Rum, Zucker und die Eichenkohle dann darüber geben und gut verschließen. Das Ganze dann kühl und dunkel etwa 3 Monate lang mazerieren lassen. Danach abfiltern und abfüllen. Nochmals mindestens 1 Monat lang ruhen lassen bevor der Wein getrunken wird.

Der in dem Gefäß stattfindende sogenannte osmotische Austausch der Flüssigkeiten lässt die Aromastoffe langsam von den Früchten in den Alkohol übergehen. Werden diese aber kleingeschnitten, so wird sowohl der Geschmack durch die frei werdenden Bitterstoffe verändert, als auch die Klarheit der Flüssigkeit durch die fast unmöglich zu entfernenden Schwebstoffe getrübt. Bereits seit alten Zeiten bessern Winzer so ihre Weine auf. Das hier sich entwickelnde Lignin verstärkt den Vanillegeschmack. Da wir – meistens – kein Eichenfass haben, tun es eben diese kleinen Stückchen auch.

Pups-Wein
Hilft bei der Verdauung, wenn die „Winde" nicht so recht abgehen wollen

1 El Kamille
1 El Ringelblume
1 Tl Rosmarin (nicht für Schwangere)
1 Tl Fenchel (Samen)
1 Tl Lavendel
1 El Melisse
1 El Ysop
1 l trockener, starker Weißwein
Die Kräuter in den Wein geben und 8 Tage lang ausziehen lassen. Danach abseihen, die Kräuter gut durchdrücken und abfüllen.

Grippe-Elixier
Bei aufziehender Grippe alle 3 Stunden ½ Tasse davon warm trinken

10 g Andornkraut
20 g Fenchelsamen
30 g Dillsamen
30 g Königskerzenkraut
1,5 l Wein
150 g Honig
Fenchel und Dill im Wein 10 Minuten lang kochen lassen. Das Andorn- und Königskerzenkraut und den Honig zugeben und nochmals aufwallen lassen.
Vom Herd nehmen und 10 Minuten lang abgedeckt ziehen lassen. Durchsieben und abfüllen

Helios-Elixier

Ein Heilwein mit den Kräften der Sonne!

Vor allem an sonnenarmen Tagen hebt er, in einer Menge von 1 bis 2 Likörgläsern getrunken, die Stimmung, gibt Kraft und stärkt die Abwehr

40 g Rosenblüten
20 g Johanniskraut
½ Tl geriebene Muskatnuss
1 Zweig Rosmarin
1 Stange Zimt
20 g Angelikawurzel
1 Bergkristall (wenn zur Hand)
150 – 200 g Honig nach Geschmack
1 l Wein aus dem Süden (Italien, Spanien, Griechenland oder Südfrankreich)

Die Kräuter mit dem Honig zum Wein geben und zum Kochen bringen. Einmal aufwallen, dann vom Herd nehmen und abkühlen lassen. Zusammen mit dem Bergkristall in eine weithalsige Flasche füllen und 1 Woche lang in die direkte Sonne stellen. Durchsieben (nicht vergessen, den Bergkristall herauszunehmen!), klar filtern und nochmals 1 Woche lang ruhen lassen.

Estragonwein

Regt den Appetit an, fördert die Verdauung, stärkt auch bei Erkältungskrankheiten

Anm.: auch gut zum Verbessern einer Sauce oder Marinieren beim Kochen von Hähnchen und Kalbfleisch!

100 g wenn möglich frisches Estragon
1 l Weißwein
3 El Blütenhonig
50 ml Wodka

Das Estragon klein schneiden oder hacken, mit dem Honig in den Wein einlegen und kühl stellen. Nach 1 Woche abfiltern und mit dem Wodka ergänzen.

Löwenzahnwurzelwein

Blutreinigend, entgiftend, harnsäureregulierend

Gut geeignet für eine Entgiftungskur im Frühjahr, eventuell kombiniert mit Brennessel. In der Makrobiotik wird der Löwenzahn als eines der positivsten Nahrungsmittel für den Menschen des Westens bezeichnet.

Anm.: wer zu Kopfschmerzen und nervösen Erregungszuständen neigt, eine Gallenentzündung und Gallenkoliken hat, sollte diesen Wein aufgrund des hohen Bitterstoffgehaltes von Löwenzahn nicht einnehmen!

100g frische oder 50 g getrocknete Löwenzahnwurzeln
125g Rohrzucker
0,75 l Wein
50 ml Grappa, Wodka oder Cognac (nach Geschmack)
Die sauberen, kleingeschnittenen Wurzeln zusammen mit den anderen Zutaten in eine große Flasche füllen und 1 Woche lang an einem kühlen Ort ausziehen lassen. Dabei täglich gut durchschütteln. Dann durchfiltern und abfüllen.

Wechselwein

Bei Beschwerden im Klimakterium
Täglich 1 bis 2 Likörgläser voll trinken
Kuranwendung: 4 bis 6 Wochen

30 g Veilchen (Kraut und Blüten)
30 g Mutterkraut
50 g Galgant
10 g Süßholz
1 l Wein
Wein, Galgant und Süßholz zum Kochen bringen. 4 Minuten lang kochen lassen, dann Veilchen und Mutterkraut dazugeben. Nochmals aufwallen lassen, vom Herd nehmen. Abgedeckt 10 Minuten lang ziehen lassen. Durchfiltern, die Kräuter gut auspressen, und abfüllen.

Weichteilrheuma-Wein

Rheuma, Muskelrheumatismus (Weichteilrheumatismus), Fibromyalgie
2 mal täglich ein Likörglas morgens nüchtern und vor dem Schlafengehen einnehmen

Variante I:
10 g Brennessel
10 g Pappelknospen
5 g Weidenblätter
5 g Wermut
10 g Estragon
0,5 l Wein
5 El Honig

Die gemischten Kräuter mit dem kochenden Wein übergießen, den Honig zugeben und 10 Min. ziehen lassen. Abseihen und abfüllen.

Variante II:
(bei chronischer Erkrankung)
10 g Spitzwegerich
10 g Guajakholz
10 g Salbei
10 g Sassafrasholz
10 g Wermut
45 g Tausendgüldenkraut
15 g Krauseminze
1 l Wein
8 El Honig
Das Guajak- und das Sassafrasholz mit dem Wein und dem Honig aufkochen lassen. Über die gemischten restlichen Kräuter gießen. 10 Minuten ziehen lassen, abseihen und abfüllen.

Anm.: nicht in der Schwangerschaft verwenden!

Kräuterweine und Elixiere nach der ayurvedischen Heilkunst

Pitta-Elixier

Beruhigt das Dosha Pitta, worunter man diejenige Energie versteht, die aus Feuer und Wasser besteht. Sie steuert alle Verdauungs- und Stoffwechselvorgänge im Körper steuert. Ist das Pitta ausgeglichen, ist man mit sich selbst in Harmonie. Man hat ein zufriedenes und aktives Körpergefühl, der Geist ist klar und die Stoffwechselvorgänge funktionieren gut.

Pitta-Elixier wirkt kühlend, ausgleichend und beruhigend. Es hilft bei Hitzewallungen in den Wechseljahren und anderen Hitzestörungen wie Fieber und Entzündungen, reguliert die Darmflora und Verdauung, regt die Harnsäureausscheidung an und wirkt beruhigend auf Menschen, die sehr schnell reizbar und emotional erhitzt sind.

Bei fieberhafter Grippe mit starkem Schwitzen leistet das Pitta-Elixier gute Dienste.

Pitta-Zubereitungen sind besonders wirksam vormittags zwischen 10 und 13 Uhr sowie nachts zwischen 22 und 1 Uhr. Der Wein sollte in Zimmertemperatur unmittelbar vor den Mahlzeiten getrunken werden.

Hier zwei Varianten:

I. 1 Tl Koriander
    1 Tl Süßholz
    1 Tl Fenchel (Samen)
    1 Tl Ingwer
    1 Stange Zimt
    1 El Rosenblüten
    ½ Tl Kardamom
    80 g Honig
    1 l Wein

II. 1 Tl Süßholz
    1 ½ Tl Fenchel (Samen)
    1 ½ Tl Koriander (Samen)
    1 El Rosenblüten
    ½ Tl Sarsaparilla - Wurzel (Pulver)
    ¼ Tl Kreuzkümmel
    80 g Honig
    1 l Wein

Die Zubereitung ist bei beiden Varianten dieselbe: Alle Gewürze werden mit dem Wein und dem Honig 2 Minuten lang aufgekocht. Dann vom Herd nehmen und 10 Minuten lang abgedeckt ziehen lassen. Durch ein Tuch abfiltern und sofort abfüllen.

Vata-Elixier

Beruhigt Vata, worunter man diejenige Energie versteht, die aus den Elementen Luft und Äther besteht. Sie regelt alle körperlichen wie geistigen Bewegungsprozesse im Körper. Vata bedeutet aber auch Kommunikation, Aktivität, Flexibilität, Dynamik.

Ist Vata gestört, zeigt sich dies in nervösen Störungen, Unruhe, Krämpfen und Schmerzen, trockener Haut, Schwächezuständen, Blähungen, Verdauungsproblemen, Probleme im Leber- und Gallenbereich. Bei Frösteln ,Gliederschmerzen und Unruhe; während einer Grippe kann das Vata-Elixier gute Dienst leisten.

Vata-Elixier wird gut warm getrunken, eventuell in einer Thermoskanne (aber immer nur 1 Likörglas voll!). Da es Honig enthält, sollte es unmittelbar vor den Mahlzeiten getrunken werden. Etwa 60 Minuten vor dem Schlafengehen sollte es nicht mehr getrunken werden, da es den Harndrang sehr anregt.
Vata-Zubereitungen sind besonders wirksam frühmorgens zwischen 4 und 6 Uhr sowie nachmittags zwischen 14 und 18 Uhr

Zwei Varianten sind:

I. 2 Tl Süßholz
    2 Tl Ingwer
    1 Zimtstange
    ½ Tl Kardamom
    80 g Honig
    1 l Wein

II. 1 Tl Fenchel (Samen)
    1 Tl Kreuzkümmel (Samen)
    1 Tl Koriander (ganzer Samen)
    1 Tl Fenchel (Samen)
    1 Tl Winterkirsche-Wurzel
    (wenn nicht erhältlich, dann 1 Tl „Ashwagandha " - Pulver)
    1 Tl Süßholz (Pulver)
    80 g Honig
    1 l Wein

Die Zubereitung ist bei beiden Varianten dieselbe:
Alle Gewürze werden mit dem Wein und dem Honig 2 Minuten lang aufgekocht. Dann vom Herd nehmen und 10 Minuten lang abgedeckt ziehen lassen. Durch ein Tuch abfiltern und sofort abfüllen.

Kapha-Elixier

Beruhigt das Dosha Kapha. Es bestimmt die Körperstruktur und ist für den Flüssigkeitshaushalt und die Struktur der Körperzellen und Organe zuständig. Es steht für Fülle (des Körpers und des Geistes), aber auch für (Stand-) Festigkeit, Ruhe, Ausdauer, und Langfristigkeit im Bezug auf Handlungen und Gedanken.

Ist das Kapha im Gleichgewicht, fühlt man sich voller Energie, aktiv und stark, geistig fit und ausgeglichen.
Kapha-Elixier wirkt belebend und regt die Stoffwechseltätigkeit an. Daher nimmt man es vor allem morgens oder bei Abgeschlagenheit während Krankheit oder extremer Müdigkeit ein. Bei einer Grippe mit Verschleimung, Auswurf, dumpfer Müdigkeit hilft Kapha-Elixier ebenfalls gut.

2 El Krauseminze
1 Tl Ingwer
½ Tl Gewürznelken
½ Tl Schwarzer Pfeffer
½ Tl Kardamom
1 Tl Kurkuma
3 Fäden bis 0,5 g Safran
1 l Wein
Abends bis auf den Safran alles im Wein ansetzen. Und über Nacht ziehen lassen. Am nächsten Tag dann aufkochen, nach 3 Minuten durch ein Sieb filtern. Nun den Safran in etwas kaltem Wein auflösen, zugeben und gut umrühren. Danach abfüllen.

Bronchial-Wein nach Ayurveda

Mehrmals täglich 1 Likörglas pur oder in einer Tasse warmem Tee langsam trinken.

20 g Alantwurzel
20 g Süßholzwurzel
10 g Langer Pfeffer
1 Zimtstange
5 g Kardamom (Samen)
10 g Anis

10 g Fenchel (Samen)
0,75 l Wein
150 ml Grappa oder Wodka
Die Kräuter und Gewürze mit dem Grappa vermischen und über Nacht ausziehen lassen. Am nächsten Tag den Wein mit der Alkohol-Kräutermischung 2 Minuten lang aufkochen. Vom Herd nehmen und 10 Minuten lang ziehen lassen. Dann durch ein Sieb filtern und in eine Flasche abfüllen.

Grippe-Wein nach Ayurveda
bei fiebriger Grippe mit Kopf-, Glieder- und Muskelschmerzen.
Tagsüber viermal jeweils 1 Likörglas mit einer Tasse warmem, am nächsten Morgen dann in 1 Tasse kaltem Wasser einnehmen. Später dann wieder warm trinken.
Wirkt stark entgiftend und hilft dem Körper bei Krankheit, die Toxine wieder auszuscheiden.

2 El Kreuzkümmel
2 El Koriandersamen
2 El Ingwer
1 El Süßholz
200 g Honig
0,75 l Rotwein
Die Samen im Mörser grob zerstoßen. Alles zusammen im Wein 10 Minuten lang kochen, klar filtern und abfüllen.

Verdauungs-Wein
Zur Unterstützung der Verdauung, gegen Blähungen und Völlegefühl nach einer Mahlzeit.
Nach dem Essen 1 Likörglas in Zimmertemperatur oder leicht angewärmt trinken

1 Tl Koriander
1 El Süßholz
1 El Fenchel
1 Tl Anis
½ Tl Schwarzer Pfeffer oder Langer Pfeffer
1 Tl Ingwer
1 Tl Beifuss
100 g Vollrohrzucker
150 ml Grappa
0,75 l Wein (trocken)

Die Gewürze im Mörser grob zerstoßen. Mit dem Alkohol über Nacht ausziehen lassen. Dann zusammen mit dem Zucker dem Wein zugeben und nochmals 3 Tage lang ruhen lassen. Danach klar filtern und abfüllen.

Lebensgeister-Elixier mit Chili

Verführt durch seine Kombination aus Schärfe und Gewürzen und macht wach und munter.

1 Tl Anis
1 Tl Fenchel (Samen)
2 Tl Ingwer
1 El Pfefferminze
½ Tl Kardamom
½ Tl Nelken
¼ Tl Schwarzer Pfeffer
1 bis 2 getrocknete Chilischoten
2 Tl Kakaoschalen
1 l Rotwein
150 - 200 g Honig nach Geschmack
Alles zusammen 5 Minuten lang kochen lassen, absieben und abfüllen.

Beauty-Elixier

Verwöhnt Körper, Geist und Seele und schenkt Freude.

1 Tl Koriander
1 Tl Ingwer
1 El Orangenschalen (bio)
1 Stange Zimt
1 El Rosenblüten
1 El Tulsi
5 Fäden Safran (echter)
1 l Wein
Alles zusammen in den Wein geben, in eine weithalsige Flasche füllen und 1 Woche lang verschlossen ausziehen lassen. Danach klar filtern.

Agni-Elixier

Entfacht das Innere Feuer, weckt Energie und schenkt Wärme. Körperbezogen bedeutet Agni das „Feuer" der Verdauung, Verbrennung, Stoffwechsel, das überall dort im Körper

brennt, wo Stoffe verarbeitet werden. Energetisch bedeutet es das Feuer der
Verwandlung, der Transformation.

1 Tl Koriander
½ Tl Schwarzer Pfeffer
½ Tl Wacholderbeeren
½ Tl Nelken
1 Tl Ingwer
1 Tl Fenchel (Samen)
½ Tl Kardamom
1 Stange Zimt
0,75 l Wein
80 g Vollrohrzucker

Die Gewürze zusammen mit dem Zucker in den Wein geben und 7 Tage lang
verschlossen ausziehen lassen. Danach klar filtern und abfüllen.

Calm-Elixier

Für Ruhe und Gelassenheit, fördert die Ausgeglichenheit im Alltag.

1 Tl Tulsikraut
1 Tl Süßholz
1 Tl Lavendelblüten
1 Tl Jasminblüten
1 El Rosenblüten
1 Stange Zimt
1 l Wein
100 g Honig

Den Wein mit Zimt, Honig und Süßholz 5 Minuten lang kochen lassen. Über die
bereitgestellte Blüten- Tulsikraut - Mischung schütten und ziehen lassen. Nach 10
Minuten durchfiltern und abfüllen.

Shakti-Elixier für Frauen

verwöhnt Körper, Geist und Seele. Regt die Entgiftung und Entschlackung an.

1 El Rosenblüten
1 El Orangenblüten
1 Tl Ingwer
1 Tl Fenchel (Samen)
1 Tl Süßholz

¼ Tl Kardamom
1 Stange Zimt
1 El Frauenmantel
1 El Brennessel
1 l Wein
80 g Honig
Den Wein mit Zimt, Honig, Ingwer, Kardamom, Fenchel und Süßholz 5 Minuten lang kochen lassen. Über die bereitgestellte Blüten- und Kräuter - Mischung schütten. Und ziehen lassen. Nach 10 Minuten durchfiltern und abfüllen.

Reinigungs-Elixier
Zur Ausscheidung der Toxine, fördert die Reinigung von Innen.

1 Tl Süßholz
½ Tl Nelken
½ Tl Kardamom
2 El Brennessel
1 Tl Fenchel (Samen)
0,75 l Wein
Alles in dem Wein ansetzen. Nach 7 Tagen durch ein Tuch filtern und abfüllen.

Ama-Elixier
Für die Reinigung von Innen und innere Wärme.

½ Tl Koriandersamen
30 g Ingwer
1 El Süßholz
12 Nelken
½ Tl Kardamom
1 l Rotwein
Alle Gewürze sowie den abgeschälten, kleingeschnittenen Ingwer 1 Woche lang in dem Rotwein ausziehen lassen. Danach abseihen und abfüllen.

Prana-Elixier
Verstärkt die energetische Regeneration und regt das sogenannte Prana, die Lebensenergie, an.

20 g Süßholz

25 g Fenchel (Samen)
5 Nelken
3 Sternanis
1 Stange Zimt
1 Rosmarinzweig
0,5 g Safran
1 El Hagebuttenfrüchte
1 Messerspitze Pfeffer

Alles bis auf den Safran in den Wein geben. Zusammen dann 5 Minuten lang gut wallend kochen lassen. Vom Herd nehmen und 10 Minuten abgedeckt ziehen lassen. Den Safran in etwas kaltem Wein auflösen und zugeben. Durch ein Tuch sieben und abfüllen.

Teil III:

Anhang

Hier finden Sie die wichtigsten verwendeten Heilpflanzen nochmals im Überblick aufgelistet. Es handelt sich allerdings um eine reine Zusammenfassung, da viele Kräuter genau beschrieben bis ins Detail bereits ein ganzes Buch füllen könnten.

Ackerschachtelhalm *equisetum arvense*

Volksnamen: Zinnkraut, Schachtelhalm, Scheuerkraut, Pferdeschwanz

Verwendung: ganze Pflanze, sammeln im Juni und Juli

Indikation: blutbildend, reinigend, adstringierend, blutstillend bei Blutungen von Lunge, Nieren und Verdauungsorganen (Arzt!), entzündungshemmend, wassertreibend, knochenbildend, Kalziumspender, fördert die Regeneration von Knochen, Haut, Zähnen und Haar, Kieselsäurespender, bei Blasenschwäche und Harnwegsinfektionen, äußerlich als Bad oder Spülung bei rheumatischen Schmerzen und Gebärmuttervorfall

Rezept: Neumond-Elixier

Ackersenf *sinapis arvensis*

Volksnamen: Acker-Senf, Wilder Senf

Verwendung: wildwachsende Senfart, gesammelt wird das Kraut (Mai bis Juni), Blüten (Juni bis Oktober), und Samen (Frühjahr und Herbst), möglichst frisch verwenden

Bachblütentherapie: mustard, steht im Zusammenhang mit Heiterkeit und Lebensfreude bzw. Tiefer Schwermut und Melancholie

Indikation: regt Appetit und Stoffwechsel an, bei Verdauungsproblemen, Halsschmerzen, Bronchitis, Rheumatischen Erkrankungen

Rezept: Wasserlinsen-Elixier

Akelei *aquilegia vulgaris*

Volksnamen: Elfenschuh, Teufelsglocken, Schlotterhose, Waldakelei, Glockenblume, Weiberkappen

Verwendung: Blüten und Blätter von Mai bis Juni

Besonderheiten: schwach giftig, besonders im frischen Zustand!

Indikation: in der Hildegardmedizin gegen geschwollene Drüsen

Rezept: Akelei-Wein

Alant   *inula helenium*

Volksnamen: Echter Alant, Enula, Darmwurz, Brustalant, Grosser Heinrich, Helenenkraut, Schlangenwurz

Verwendung: Wurzel von November bis März, bevorzugt wird die zweijährige Pflanze

Indikation: kräftigt die Lunge, schleimlösend und auswurffördernd, zusammenziehend, bei Harnwegsinfektionen, , Bronchialasthma, Keuchhusten, Erkältungen und Herz- sowie Kopfschmerzen

Rezept: Alantwein, Wacholder-Elixier, Brustwein, Gichtwein, Wacholder-Elixier, Bronchial-Wein nach Ayurveda

Andorn   *marrubium vulgare*

Volksnamen: Gemeiner Andorn, Mauerandorn, Weisser Dorant, Antoni

Verwendung: Kraut

Indikation: Appetitlosigkeit, Verdauungsbeschwerden, Schleimlöser bei Atemwegserkrankungen

Rezept: Andornelixier, Andornwein, Andorn-Honig-Wein, Brustwein, Grippe-Elixier

Angelika   *archangelica officinalis*

Volksnamen: Engelwurz, Edle Angelika, Brustwurz, Engelswurzel, Heiligengeistwurzel, Giftwurz

Verwendung: Wurzel (die Wirksamkeit von Stängel, Blätter und Samen ist nicht belegt)
Verwechslungsgefahr mit dem hochgiftigen Schierling!

Indikation: Magen – Darmstörungen, Krämpfe, regt die Magen-saftproduktion an

Rezept: Helios-Elixier

Anis   *pimpinella anisum*

Volksnamen: Änes, Süßer Kümmel

Verwendung: die Samen im September

Indikation: Erkrankungen der Atemwege, des Magen-Darm-Traktes, Krämpfe, Blähungen

Rezept: Magen-Elixier, Feierabend-Elixier, Bronchial-Wein nach Ayurveda, Verdauungswein, Lebensgeister-Elixier mit Chili

Bärwurz *meum athamanticum*

Volksnamen: Bärenfenchel, Wilder Dill, Köbbernickel, Mutterwurz, Herzwurz
Verwendung: Wurzeln und das frische Kraut vor der Blüte
Indikation: Asthma, Fieber, Gicht, Migräne, Lungenprobleme, Herzschwäche, Nierenleiden, Blasenschwäche
Rezept: Bärwurz-Birn-Honig

Basilikum *ocimum basilicum* (siehe auch Tulsi)

Volksnamen: Basilienkraut, Deutscher Pfeffer, Königskraut
Verwendung: die ganze Pflanze vor der Blüte, sowie die Samen
Indikation: antibakteriell, beruhigend, ausgleichend, schmerzstillend, bei Magen – und Darmproblemen, Gastritis, Blähungen, Migräne
Rezept: Basilikum-Elixier, Basilikum-Wein, Gundelrebenelixier
Hinweis: da Basilikum den Wirkstoff Estragol enthält, soll es nur in durchschnittlichen Mengen verehrt werden!

Beifuss *artemisia vulgaris*

Volksnamen: Gemeiner Beifuss, Gewürzbeifuss, Wilder Wermut, Gänsekraut
Verwendung: das Kraut kurz vor der Blüte im Juli bis September
Indikation: appetitanregend, verdauungsfördernd
Rezept: Beifuss-Elixier, Verdauungs-Wein

Betonika *betonica officinalis, betonica stachys, stachys betonica*

Volksnamen: Heilziest, Betonika, Echte Betonie, Flohblume, Pfaffenblume, Heilbatunge, Zahnkraut
Verwendung: blühendes Kraut, teilweise auch die Wurzeln
Indikation: schmerzlindernd, fördert die Blutzirkulation, bei Blasen - und Nierenleiden, Verdauungs- und Menstruationsproblemen, Brochialkatarrh, Migräne, gegen Blähungen und Durchfall, äußerlich zum Gurgeln bei Halsentzündungen
Rezept: Betonika-Wein

Bertram *anacyclus pyrethrum, anthenis pyrethrum, matricaria pyrethrum*

Volksnamen: Marokko-Kamille, Ringblume, Speichelwurz, Zahnwurz, Römische Bertramswurzel
Verwendung: Wurzel (meist als Pulver),

Indikation:	fördert Verdauung und Stoffwechsel, wirkt schleimlösend, stärkt Nerven und Herz, bei Lungenerkrankungen, gegen Angstzustände, Schlaflosigkeit, bei Rheuma, erhält die Gesundheit auch vorbeugend. Es gibt Forschungen, bei denen die Wirksamkeit gegen Malaria und Aids getestet wird („Bertram-Projekt in Sambia)
Rezept:	Bertram-Elixier, Brombeerblätter-Elixier, Husten-Wein, Wacholder-Elixier
Hinweis:	echtes Betramwurzelpulver muss sich im Mund leicht zusammenziehend anfühlen, ansonsten handelt es sich um eine minderwertige Qualität!

Bohnenkraut — *satureja hortensis, herba satureja*

Volksnamen:	Pfefferkraut, langer Pfeffer, Sommerbohnenkraut
Verwendung:	das gesamte Kraut vor der Blüte, meist wird das Sommerbohnenkraut und das Bergbohnenkraut verwendet
Indikation:	verdauungsfördernd, appetitanregend, schleimlösend, bei Bronchialerkrankungen und gegen Blähungen
Rezept:	Bärwurz-Birn-Honig

Birke — *betula (möglichst betula pendula)*

Volksnamen:	Hängebirke, Sandbirke, Weißbirke
Verwendung:	die jungen Blätter, Triebe, die Knospen und der Baumsaft
Indikation:	diuretisch, entschlackend, blutreinigend
Rezept:	Abnehmender Mond-Wein, Ostara-Wein

Birnmistel *siehe Mistel*

Bitterorange — *citrus aurantium*

Volksnamen:	Pomeranze, Sevilla-Orange, Saure Orange
Verwendung:	Saft und Schalen der unbehandelten Frucht
Indikation:	appetitanregend, regt die Bildung von Magensaft an, beruhigt die Nerven, stärkend
Rezept:	Pomeranzen-Elixier

Blasentang   *fucus vesiculosus*
Volksnamen: See-Eiche, Meeresbraunalge, Fucus
Verwendung: getrocknete Pflanze
Indikation: Struma, Basedow, Arteriosklerose, Adipositas, Heuschnupfen
Rezept: Abnehm-Elixier
Kontraindikation: Schilddrüsenüberfunktion, Herzerkrankungen, Schwangerschaft

Blutwurz   *siehe Tormentill*

Brennessel
- Große   *urtica dioica*
- Kleine   *urtica urens*
Volksnamen: Brennettel, Sennessel
Verwendung: die jungen Sprossen und Blätter beider Arten vor der Blüte im März bis Juni
Indikation: blutreinigend, harntreibend, entgiftend, windtreibend, leberstärkend, hilft bei Nierenkoliken, gegen Durchfall, Haarwuchsmittel, Nierenproblemen, Gicht, Leberleiden, Nebenhöhlenproblemen, gegen Rheumatismus der Gelenke und Muskeln
Rezept: Dill-Liebstöckel-Elixier, Abnehm-Elixier, Abnehmender-Mond-Wein, Weichteilrheuma-Wein, Shakti-Elixier, Reinigungs-Elixier

Brombeere   *rubus fructicosus*
Volksnamen: Schwarzbeere, Kratzbeere
Verwendung: Blätter im Frühjahr (April bis Mai), sowie Beeren im Herbst
Indikation: blutreinigend, blutzuckersenkend, blutbildend, fiebersenkend, bakterizid, adstringierend, schleimlösend
Rezept: Brombeerblätter-Elixier, Husten-Wein

Damiana   *turnera diffusa, turnera aphrodisiaca*
Volksnamen: Turnera
Verwendung: wächst im südlichen Nordamerika bis nach Argentinien, verwendet werden die Blätter
Indikation: aphrodisierend, belebend, stimmungsaufhellend, stärkend, entkrampfend, gegen Erkältung und Infektionen
Rezept: Nightpower-Elixier

Dost	*origanum vulgare*
Volksnamen:	Wilder Dost, Wilder Majoran
Verwendung:	Kraut
Indikation:	krampflösend, stärkt den Magen, hilft gegen Blähungen, bei Erkrankungen der Luftwege wie Husten, Bronchitis, Keuchhusten
Rezept:	Brombeerblätter-Elixier

Eisenkraut	*verbena officialis*
Volksnamen:	Echtes Eisenkraut, Verbena, Vervein, Druidenkraut, Eisenbart, Taubenkraut, Katzenblutkraut
Verwendung:	oberirdische Pflanzenteile
Indikation:	schleimlösend, Körperharmonisierung bei Frauen, leichte Magenverstimmung, Durchfall, Nebenhöhlenentzündung, Gelbsucht, Wechselfieber, Keuchhusten
Rezept:	Wermut-Eisenkraut-Elixier
Hinweis:	Nicht einnehmen während Schwangerschaft und Stillzeit! Nicht verwechseln mit dem ebenfalls als Verbenenkraut bezeichneten *lippia citriodora!*

Enzian	*gentiana lutea*
Volksnamen:	Gelber Enzian, Bitterwurz, Fieberwurzel
Verwendung:	Wurzeln und unterirdische Teile
Indikation:	appetitanregend, carminativ, stärkend bei körperlicher Erschöpfung, herzstärkend, stoffwechselfördernd, verdauungsanregend, schleimlösend, magenstärkend, menstruationsausgleichend
Rezept:	Enzianwein
Hinweis:	streng geschützt! Nicht einnehmen bei bestehendem Magen- und Darmgeschwüren!

Estragon	*artemisia dracunculus*
Volksnamen:	Deutscher Estragon, Französischer Estragon, Bertram
Verwendung:	Blätter und Zweigspitzen, (enthält viel Kalium)
Indikation:	appetitanregend, verdauungsanregend, gallenflussanregend, krampflösend, harntreibend, menstruationsregulierend, muskelstärkend, nervenausgleichend, rheumatische Beschwerden
Rezept:	Estragon-Wein, Weichteilrheuma-Wein

Fenchel

	foeniculum vulgare
Volksnamen:	Bitterfenchel, Fennekel
Verwendung:	Früchte (Samen) und Kraut
Indikation:	schleimlösend, entzündungshemmend und beruhigend für die Atemwege und Verdauungsorgane, krampflösend und blähungstreibend
Rezept:	Andornelixier; Fenchel-Elixier, Königskerzen-Wein, Muskatellersalbei-Wein, Wasserlinsen-Elixier, Ysopelixier, Magenweh-Elixier, Vollmond-Elixier, Pups-Wein, Grippe-Elixier, Pitta-Elixier, Vata-Elixier, Bronchial-Wein nach Ayurveda, Verdauungs-Wein, Lebensgeister-Elixier mit Chili, Agni-Elixier, Shakti-Elixier, Reinigungs-Elixier, Prana-Elixier

Fieberklee

	menyanthes trifoliata
Volksnamen:	Scharbocksklee, Bachgräslein, Bitterblatt, Bitterklee, Bocksbohnenblätter, Butterklee, Dreiblatt, Gallkraut, Gottvergessentee, Hasenohr, Kreuzklee, Magenklee, Monatsblume, Moosklee, Wasserfieberkraut, Wasserklee, Ziegenlappen, Zottelblume
	gesammelt werden die Blätter, das Kraut und die Wurzeln von Mai bis Juni
Verwendung:	Appetitlosigkeit, Verdauungsbeschwerden, Anregung der Bildung von Magensaft und Speichelsekret
Indikation:	Kräftigung, Magenstärkung, verstärkt den Speichelfluss, beruhigt die Nerven
Rezept:	Magenbitterwein
Hinweis:	Achtung, ist geschützt! Verwandt mit dem Enzian und ebenfalls sehr bitter!
	Bei starker Überdosierung Erbrechen, Durchfall, Kopfschmerzen!
	Früher auch Verwendung als Hopfenersatz

Flohsamen

	plantago afra (Samen des Wegerichs plantago ovata)
Volksnamen:	Flohkraut
Verwendung:	Kapselfrüchte
Indikation:	Darmregulans bei Darmträgheit, Hömorrhoiden
Rezept:	Flohsamenwein bzw. Flohkrautwein

Frauenmantel   *alchemilla vulgaris*

Volksnamen:	Alchemistenkraut, Frauenhilf, Taukraut, Löwenfuß, Marienmantel, Taumantel
Verwendung:	Blüten und Blätter im Juni und Juli
Indikation:	Kopfschmerzen, Ausfluss, Körperharmonisierung für Frauen, Gebärmutterkrämpfe, Menstruationsbeschwerden, Wechseljahresbeschwerden
Rezept:	Damen-Elixier, Shakti-Elixier

Galgant   *alpinia officinarum L. Hance*

Volksnamen:	kleiner Galgant (nur dieser hat die Heilwirkung!), Fieberwurzel, Galantwurz
Verwendung:	Wurzelstock
Indikation:	Verdauungsbeschwerden, zur Appetitanregung, entzündungshemmend, gegen Fieber, zur Immunstärkung, bei körperlicher und geistiger Erschöpfung
Rezept:	Galgant-Wein, Bärwurz-Birn-Honig, Veilchen-Elixier, Zitwer-Elixier, Gichtwein, Gundelrebenelixier, Wechselwein

Gewürznelken   *syzygium aromaticum*

Volksnamen:	Nägelein, Gewürznägelein, Kreidenelken
Verwendung:	getrocknete Blütenknospen
Indikation:	leicht betäubend bei direktem Kontakt mit dem ätherischen Nelkenöl, schmerzstillend, entzündungshemmend, desinfizierend antbakteriell, verdauungsfördernd, hustenlindernd und krampflösend sogar bei Asthma
Rezept:	Preiselbeer-Elixier, Schlehenaschen-Elixier, Gichtwein, Halsweh-Wein, Kapha-Elixier

Ginseng   *panax ginseng*

Volksnamen:	Gilgen, Kraftwurz, Samwurzel
Verwendung:	Rhizom
Indikation:	blutzuckersenkend, blutgerinnungshemmend, allgemeine Stärkung und Kräftigung. Sehr unterschiedliche Wirkung durch variierende Anbaugebiete und Qualitäten!
Rezept:	Manager-Elixier
Hinweis:	Kuranwendung, nicht länger als 3 Monate

Gundelrebe   *glechoma hederacea*
Volksnamen: Gundermann, Silberkraut, Erdefeu
Verwendung: Kraut
Indikation: Stärkung, hustenstillend, stoffwechselanregend, stopfend, harntreibend bei Harnwegsentzündung, Leberbeschwerden, Bronchialkatarrh, Lungenerkrankungen, Asthma
Rezept: Gundelrebenelixier

Hagebutten   *rosa canina*
Volksnamen: Hundsrose, Heckenrose, Wilde Heidrose, Hainrose
Verwendung: die Früchte im August, und die Blüten im Juni
Bachblütentherapie: wild rose, steht im Zusammenhang mit Lebensfreude bzw. absoluter nichtendender Hoffnungslosigkeit
Indikation: immunstärkend, leicht abführend
Rezept: Herbstwein, Prana-Elixier

Himbeere   *rubus idaeus*
Volksnamen: Raspberry, Hohlbeere, Katzenbeere
Verwendung: die Blätter im Juni/Juli
Indikation: harntreibend, entgiftend und blutreinigend, bei Durchfall, weitet den Muttermund
Rezept: Abnehmender Mond-Wein, Neumond-Elixier

Hirschzungenfarn   *asplenium scolopendrium, früher: phyllitis scolopendrium*
Volksnamen: Hirschzunge, Hirschfarn
Verwendung: Blätter und Wurzelstock
Indikation: Bronchitis, Asthma, Leberleiden, Schockzustand, die Wedel haben adstringierende Wirkung und können äußerlich benutzt werden zu Umschlägen bei Verbrennungen und Entzündungen, auch der Schleimhäute
Rezept: Hirschzungenwein
Hinweis: besonders geschützt!

Hopfen   *humulus lupulus*
Volksnamen: Hoppen, Bierhopfen
Verwendung: weibliche Blüten und sogenannte „Hopfenzapfen"

Indikation:	Unruhezustände, Einschlafstörungen, Nervosität, Depressionen, Magenbeschwerden, Appetitlosigkeit, äußerlich bei Wunden und Entzündungen, Forschungen zur krebshemmenden Wirkung laufen noch!
Rezept:	Herbstwein

Huflattich

tussilago farfara

Volksnamen:	Ackerlattich, Ohmblume, Brandlattich, Tabakkraut, Hitzeblätter
Verwendung:	im März/April die Blüten, im Juni/Juli die Blätter
Indikation:	entzündungshemmend, bei Husten, Heiserkeit und Erkältung, Ohrenentzündung, Reizhusten, Kreuzschmerzen, schmerzstillend, schleimlösend
Rezept:	Herbstwein
Hinweis:	da die Anwendung nicht unbedenklich ist, sollte eine Einnahmezeit von 4 bis 6 Wochen jährlich nicht überschritten werden!

Ingwer

zingiber officinalis

Volksnamen:	Ginger, Ingwerwurzel
Verwendung:	Rhizome
Indikation:	entzündungshemmend, regt die Magensaft- und Gallenproduktion an, steigert die Darmtätigkeit, gegen Übelkeit, Erbrechen, bei Kopfschmerzen, Rheuma, Erschöpfung, zur Appetitanregung, bei Nervosität
Rezept:	Agni-Elixier, Beauty-Elixier, Gichtwein, Grippe-Wein nach Ayurveda, Kapha-Elixier, Lebensgeister-Elixier mit Chili, Nightpower-Elixier, Pitta-Elixier, Shakti-Elixier für Frauen, Vata-Elixier, Verdauungs-Wein, Wacholderbeerenwürze, Wasserlinsen-Elixier
Hinweis:	Ingwer aus Bengalen, Australien und Jamaika ist medizinisch am wirksamsten! Japanischer Ingwer weist eine abweichende Zusammensetzung auf! Entspricht dem ayurvedischen Vata

Jasmin, echter

jasminum officinale

Verwendung:	die voll erblühten Blüten werden im Juni/Juli abends gesammelt
Indikation:	entspannend und beruhigend, ausgleichend und harmonisierend, krampflösend
Rezept:	Calm-Elixier

Johanniskraut   *hypericum perforatum*
Volksnamen: Blutkraut, Hartheu, Tüpfelhartheu
Verwendung: Blüten im Juni/Juli, das blühende Kraut im Juni bis August
Indikation: Angstzustände, Depressionen, nervöse Herzbeschwerden und
                            Nervosität, Schlafstörungen, Krämpfe und Schmerzen, zur
                            Körperharmonisierung
Rezept: Helios-Elixier, Herbstwein
Hinweis: Vorsicht bei Starker Sonneneinstrahlung! Kann die Wirkung der
                            Anti-Baby-Pille beeinträchtigen!

Kamille   *matricaria recutita, chamomilla recutita*
Volksnamen: Deutsche Kamille, Feldkamille, Echte Kamille, Mutterkraut
Verwendung: Blüten
Indikation: entzündungshemmend, gegen Allergien, stärkt bei
                            Magenproblemen, krampflösend, schmerzlindernd, bei Asthma,
                            Gerstenkorn am Auge, Furunkel, Gallenerkrankungen, Wunden,
                            Entzündungen, krampflösend, zur Körperharmonisierung
Rezept: Lucky Day-Elixier, Sommerwein, Pups-Wein, Magenbitterwein

Kardamom   *elettaria cardamomum*
Volksnamen: Cardamom, Malabarcardamom
Verwendung: Samen
Indikation: Verdauungsbeschwerden und Blähungen, schleimlösend, gut für
                            die Atemwege, das ätherische Öl wirkt pilztötend und
                            bakterienhemmend,
Rezept: Agni-Elixier, Bronchial-Wein nach Ayurveda
                            Kapha-Elixier, Lebensgeister-Elixier mit Chili, Pitta-Elixier,
                            Reinigungs-Elixier, Shakti-Elixier für Frauen, Vata-Elixier
Hinweis: bei bestehender Gallensteinerkrankung mit dem Arzt
                            Rücksprache halten! In Schwangerschaft und Stillzeit keine
                            größeren Mengen einnehmen!

Kerbel   *anthriscus sylvestris und anthriscus cerefolium*
Volksnamen: Wiesenkerbel, Echter Kerbel
Verwendung: Kraut
Indikation: blutreinigend, schweißtreibend, wassertreibend, appetitanregend,
                            hemmt die Milchproduktion (Achtung in der Stillzeit!)
Rezept: Kerbel-Wein

Klette	*arctium lappa*
- **Große**	*arctium maius*
- **Kleine**	*arctium minus*
- **Filzige**	*arctium tormentosum*
Volksnamen:	Klettendistel, Kleberwurzel, Dollenkraut
Verwendung:	Blätter und Wurzeln
Indikation:	Blasen- und Nierenleiden, Magen- und Darmbeschwerden, Rheuma, äußerlich: trockene und schuppige Haut und Kopfhaut
Rezept:	Kletten-Elixier

Königskerze	*verbascum*
- **Großblumige**	*verbascum densiflorum*
- **Gemeine**	*verbascum phlomoides*
- **Kleinblütige**	*verbascum thapsus*
Volksnamen:	Wollblume, Fackelkraut, Marienkerze, Wetterkerze, Unholdskerze, Winterblom
Verwendung:	Blüten und Blätter
Indikation:	schleimlösend, stimmungsaufhellend, Reizhusten, Asthma, Bronchialinfekte, Trigeminusneuralgie, Rheuma
Rezept:	Grippe-Elixier, Königskerzen-Wein, Wacholder-Elixier

Koriander	*coriandrum sativum*
Volksnamen:	Coriander, Gartenkoriander, Wanzenkraut, Stinkdill
Verwendung:	Kraut und Samen
Indikation:	Koliken im Magen-Darm-Bereich, Blähungen, appetitanregend, hemmt das Wachstum von Bakterien
Rezept:	Agni-Elixier, Beauty-Elixier, Grippe-Wein nach Ayurveda, Pitta-Elixier, Verdauungs-Wein

Kornblumen	*centaurea cyanus*
Volksnamen:	Blaumütze, Hungerblume, Cyane, Kaiserblume, Kornbeißer, Kreuzblume, Roggenblume, Schanelke, Sichelblume, Zachariasblume, Ziegenbein
Verwendung:	Blüten und Blütenstände, von Juni bis Oktober
Indikation:	harntreibend, augenstärkend, fiebersenkend, tonisierend, verdauungsfördernd, regt die inneren Organe an
Rezept:	Neumond-Elixier
Kontraindikation:	in Schwangerschaft und Stillzeit

Krauseminze

Volksnamen:	*mentha spicata var. crispa* Frauenminze, Grüne Minze, Rossminze, Nanaminze, Spearmint, Marokkominze
Verwendung:	Blätter (enthalten kein Menthol)
Indikation:	Verdauungsbeschwerden, Blähungen, Muskelstärkung, Entspannung, ätherisches Öl: Erkältungskrankheiten
Rezept:	Kapha-Elixier, Krauseminze-Wein, Neumond-Elixier, Zunehmender Mond – Wein

Kreuzkümmel

Volksnamen:	*cuminum cyninum* Mutterkümmel, Römischer Kümmel, Kumin
Verwendung:	Samen
Indikation:	appetitanregend, blutreinigend, verdauungsfördernd, beruhigend und entkrampfend, bei Koliken des Bauchraumes wie auch bei Mentruationskrämpfen, dämpfend für die ayurvedischen Doshas
Rezept:	Pitta-Elixier, Vata-Elixier

Kurkuma

Volksnamen:	*curcuma longa* Gelbwurzel
Verwendung:	Wurzel
Indikation:	antioxidativ, bakterienabtötend, leberschützend, blutfettsenkend, entzündungshemmend, gallenflussanregend
Rezept:	Kapha-Elixier

Labkraut

Volksnamen:	*galium verum* Echtes Labkraut, Beinritzenkraut, Käselabkraut, Lauritzen, Gliedkraut, Liebkraut, Magerkraut, Waldstroh, Wundstillkraut
Verwendung:	Kraut
Indikation:	diuretisch, allgemein kräftigend und stärkend, bei Blasen-, Gallen- und Nierenleiden, Hautkrankheiten, Krebsgeschwüren wie Lymphdrüsenkrebs und Blutkrebs, Epilepsie, Gebärmutterleiden, zur Organreinigung, Entgiftung
Rezept:	Wasserlinsen-Elixier

Lavendel

Volksnamen:	*lavandula officinalis, lavandula spica* (Speiklavendel, wilder Lavendel) Lavander, Speik
Verwendung:	Blüten, ab August

Indikation:	nervöse bedingte Unruhezustände und Schlafstörungen, nervöser Reizmagen, Roemheld-Syndrom, blähungstreibend, bakterienhemmend, pilztötend
Rezept:	Calm-Elixier, Lavendel-Wein, Pups-Wein, Vollmond-Elixier

Liebstöckel
levisticum officinale

Volksnamen:	Gebärmutterkraut, Gichtwurz, Labstock, Maggikraut, Nervenkraut, Suppenlob
Verwendung:	Wurzel und Kraut
Indikation:	krampflösend, wassertreibend, beruhigend, verdauungsfördernd
Rezept:	Dill-Liebstöckel-Elixier

Linde
tilia
- Sommerlinde
tilia platyphyllos
- Winterlinde
tilia cordata

Volksnamen:	Bastbaum, Frühlinde, Sommerlinde, Steinlinde, Linn
Verwendung:	Blüten im Juni/Juli
Indikation:	schweißtreibend, entgiftend, bei fieberhaften Erkältungskrankheiten und Husten, beruhigend, wassertreibend
Rezept:	Herbst-Wein, Lucky-Day-Elixier, Zunehmender Mond-Wein

Löwenzahn
taraxacum officinale

Volksnamen:	Kuhblume, Pusteblume, Butterblume, Wiesenlattich
Verwendung:	Blätter für Salat im März, Blüten im Frühjahr und Wurzeln im Herbst
Indikation:	entgiftend, stoffwechselanregend, appetitanregend, leberstärkend, gallenflussanregend, bei Fettstoffwechselstörungen, wassertreibend, leicht abführend,
Rezept:	Ostara-Wein, Löwenzahnwurzelwein
Hinweis:	Bitterstoffdroge, reich an Kalium!

Lorbeer
laurus nobilis

Volksnamen:	Echter Lorbeer, Edler Lorbeer, Gewürzlorbeer
Verwendung:	Blätter und Beerenfrüchte
Indikation:	appetitanregend, harntreibend, antibakteriell, verdauungs- und durchblutungsfördernd
Rezept:	Lorbeer-Wein

Lungenkraut	*pulmonaria officinalis*
Volksnamen:	Echtes Lungenkraut, Fleckenkraut, Hirschmangold, Blaue Schlüsselblume
Verwendung:	Kraut, teilweise blühend
Indikation:	Bronchitis und Husten, Tuberkulose, Lungenerkrankungen, zur Reizlinderung auch bei Magenproblemen
Rezept:	Lungenkraut-Wein

Malve	*malva silvestris*
Volksnamen:	Käsepappel, Feldmalve, Wilde Malve, Stockrose
Verwendung:	Blüten, Blätter und Wurzel, Juli bis August
Indikation:	Blasenentzündung, Halsentzündung, Schleimhautentzündung, Sehnenscheidenentzündung, Stirnhöhlenentzündung, Bronchialkatarrh
Rezept:	Abnehmender Mond-Wein

Meisterwurz	*imperatoria ostruthium,= peucedanum ostruthium*
Volksnamen:	Durstwurz, Kaiserwurz, Haischwurz
Verwendung:	heute werden nur die Wurzeln dieser Hochgebirgspflanze verwendet
Indikation:	diuretisch, schleimlösend, fiebersenkend, krampflösend, blutreinigend, bei Bronchitis und Asthma
Rezept:	Meisterwurz-Wein

Melisse	*melissa officinalis*
Volksnamen:	Citronelle, Zitronenmelisse, Zitronenkraut, Herzkraut
Verwendung:	Blüten, Blätter vor und während der Blüte, ab Mai bis Juli
Indikation:	Herpes simplex (Lippenbläschen), nervöse Magen-Darm-Störungen, Nervosität, Unruhezustände, Schlafstörungen, krampflösend, antiviral
Rezept:	Gichtwein, Damen-Elixier, Pups-Wein, Vollmond-Elixier

Mistel	*viscum album*
Volksnamen:	Bocksbutter, Drudenfuß, Donarbesen, Hexennest, Immergrüne
Verwendung:	Kraut

Indikation:	blutdrucksenkend, herzstärkend, bei Gelenkentzündungen, immunstärkend, unterstützend bei der Krebstherapie (sog. „Misteltherapie")
Rezept:	Gundelrebenelixier

Muskat   *myristica fragans*

Verwendung:	die als „Nüsse" (Muskatnuss) bezeichneten Kerne der Frucht sowie die sie umgebenden Schalen („Macisblüten")
Indikation:	Erkrankungen des Verdauungsapparates, schmerzstillend, bei Rheuma und Muskelschmerzen, nervenberuhigend, stimmungsaufhellend, entzündungshemmend, antibiotisch, schleimlösend
Rezept:	Gundelrebenelixier, Helios-Elixier
Hinweis:	Dosen in Höhe von 4 g führen zu Vergiftungserscheinungen!

Muskatellersalbei   *salvia sclaera*

Volksnamen:	Muskat-Salbei, Gartenscharlach, Wetterdamm, Römischer Salbei
Verwendung:	Blätter und Blüten
Indikation:	appetitanregend, Magen-Darm-Beschwerden
Rezept:	Muskatellersalbei-Wein
Kontraindikation:	keine Verwendung in der Schwangerschaft!

Mutterkraut   *tanacetum parthenium, = chrysanthemum parthenium*

Volksnamen:	Falsche Kamille, Zierkamille, Römische Kamille, Fieberkraut, Frauenminze, Jungfernkraut, Matram, Matronenkraut, Mutterkamille, Sonnenauge
Verwendung:	Blätter und Blüten von Mai bis September
Indikation:	vorbeugend gegen Migräne und Kopfschmerzen, bei Rheuma, Gicht, verdauungsfördernd, fiebersenkend, krampflösend, entzündungshemmend, schmerstillend, beruhigend und uterusstimulierend
Rezept:	Gichtwein, Wechselwein

Nachtkerze   *oenothera biennis*

Volksnamen:	Gewöhnliche Nachtkerze, Eierblume, Stolzer Heinrich, Weinblume, Abendblume, Nachtstern, Süßwurzel
Verwendung:	Wurzeln, Blätter und Samen im Herbst

Indikation:	Neurodermitis, Schuppenflechte, Prämenstruelles Syndrom (PMS), Allergien, Samen: reich an ungesättigten Fettsäuren, äußerlich als Salbe bei trockener Haut
Rezept:	Nachtkerzenwein

Nelken
siehe Gewürznelken

Nelkenwurz   *geum urbanum*

Volksnamen:	Echte Nelkenwurz, Märzwurz, Mannskraftwurz, Kuhschelle
Verwendung:	Kraut und Wurzel
Indikation:	appetitanregend, verdauungsfördernd, krampflösend bei Bauch- und Darmkoliken, Leber- und Gallenstörungen, Hämorrhoidialleiden, Herzleiden, Muskelschwäche, Wechseljahresbeschwerden, nächtliches Schwitzen, Chininersatz bei Nervenfieber
Rezept:	Herzlicher Wein, Nelkenwurz-Wein
Hinweis:	schwach giftig!

Odermennig   *agrimonia eupatoria*

Volksnamen:	Gewöhnlicher Odermenning, Ackermennig, Ackermännchen, Brustchrut, Leberklätte
Verwendung:	Kraut
Bachblütentherapie:	agrimony, steht im Zusammenhang mit innerem Kummer und Sorgen, die nach Aussen nicht gezeigt werden, die Person sich aber zerrissen fühlt dadurch und ungeliebt bzw. einsam
Indikation:	lungenstärkend, bei Schleimhautentzündung, Heiserkeit, Halsschmerzen, Angina
Rezept:	Odermenning-Wein

Orangenbaum   *citrus sinensis*

Volksnamen:	Apfelsine
Verwendung:	Blüten, Früchte, Schalen
Indikation:	Verdauungsbeschwerden, appetitanregend, die Blüten: nervenstärkend
Rezept:	Magenbitterwein, Shakti-Elixier für Frauen

Petersilie   *petroselinum crispum*
Volksnamen: Peterchen, Peterlein, Peterle, Bittersilche
Verwendung: Kraut und Wurzel
Indikation: harntreibend zur Durchspülung bei Erkrankungen der ableitenden Harnwege, bei Nierengries
Rezept: Petersilien-Steinbrech-Wein, Herzwein

Pfeffer   *piper*
Schwarzer   *piper nigrum*
Langer   *piper longum*
Verwendung: getrocknete Früchte
Indikation: kreislaufanregend, darm- und verdauungsanregend, wärmend
Rezept: Agni-Elixier, Bronchial-Wein nach Ayurveda, Hirschzungen-Wein, Kapha-Elixier, Pfirsichblätter-Wein, Prana-Elixier, Preiselbeer-Elixier, Verdauungs-Wein, Wasserlinsen-Elixier

Pfefferminze   *mentha piperita*
Volksnamen: Minze
Verwendung: Kraut kurz vor und nach der Blüte im Juni bis August
Indikation: Steigerung des Gallensekrets, entzündungshemmend, inhalieren bei Katarrhen der Atemwege, Neben- und Stirnhöhlen, bei Gastritis, Diarrhöe, Koliken, Übelkeit, regt Herz und Nerven an
Rezept: Brustwein, Herzlicher Wein, Lebensgeister-Elixier mit Chili, Lucky-Day-Elixier

Pfingstrose   *paeonia officinalis*
Volksnamen: Gichtrose, Pfundrose
Verwendung: Wurzeln (von März bis April und September bis Oktober) und Samen
Indikation: neurologische Erkrankungen wie Epilepsie, Hauterkrankungen
Rezept: Gichtwein, Pfingstrosen-Elixier, Zunehmender Mond-Wein

Pfirsich   *malum persicum*
Verwendung: Blätter
Indikation: entzündungshemmend, antibakteriell
Rezept: Pfirsichblätter-Wein
Hinweis: der Samen enthält blausäureabspaltendes Amygdalin

Poleiminze

Volksnamen: Polei, Flöhkraut

Verwendung: Blätter und Blüten im August

Indikation: gynäkologische Probleme, hilft bei Krämpfen während der Menstruation und Unterleibsschmerzen, die bei Wärme besser werden, menstruationsfördernd, blutreinigend, befreit die Lunge von Schleim, diuretisch, bei Kopfschmerzen und Schwindel. Das ätherische Öl vertreibt Mücken und andere stechende oder beißende Insekten, wenn es eingerieben wird.

Kontraindikation: Schwangerschaft, kann Fehlgeburt auslösen!

Rezept: Muskatellersalbei-Wein

Preiselbeere   *vaccinium vitis-idaea*

Volksnamen: Preisselbeere, Kronsbeere Speckbeere, Granten

Verwendung: Frucht und Blätter (als Ersatz für uvae ursi Blätter)

Indikation: harntreibend, blutreinigend, stärkend für die Schleimhäute, bei leichter Form von Harnwegsinfektion, auch als Saft präventiv zur Stärkung der Blase

Rezept: Preiselbeer-Elixier

Quendel   *thymus serpyllum*

Volksnamen: Feldkümmel, Sandthymian, Quendelthymian

Verwendung: Kraut

Indikation: krampflösend, desinfizierend, bei Erkrankungen von Lunge, Magen und Darm, Asthma, Wechseljahrsbeschwerden, Menstruationsbeschwerden, äußerlich: Gürtelrose, Gesichtsrose, Ekzeme, schlecht heilende Wunden

Rezept: Gundelrebenelixier

Rainfarn   *tanacetum vulgare*

Volksnamen: Mottenkraut, Wurmkraut, Reifelkraut

Verwendung: Kraut und Samen

Indikation: Entzündung der Nasenschleimhaut, Katarrh, fiebersenkend, wurmtreibend, steintreibend, krampflösend bei Koliken

Kontraindikation: *Achtung,* die Blüten sind giftig!

Rezept: Rainfarnelixier, Wasserlinsen-Elixier

Ringelblumen	*calendula officinalis*
Volksnamen:	Butterblume, Dotterblume, Goldblume, Sonnenkraut, Studentenblume, Totenblume
Verwendung:	Blüten, im Sommer
Indikation:	blutreinigend, entzündungshemmend, antibakteriell, antiviral, adstringierend, bei gynäkologischen Problemen, Lebermittel (Gelbsucht, Fettleber, Leberentzündung, Leberzirrhose, Hepatitis), Geschwüre und Entzündungen des Verdauungsapparates, träge Verdauung, Lymphsystem (Mandelentzündung, Halsschmerzen, geschwollene Lymphknoten), PMS. Äußerlich zur Wundreinigung und Behandlung von Ekzemen, Ausschlägen und Hautgeschwüren, Candida-Mykosen, Entzündungen und Verletzungen im Genitalbereich sowie als Salbe bei Krampfadern. Bitterstoffdroge
Rezept:	Abnehmender Mond-Wein, Feierabend-Elixier, Pups-Wein, Ringelblumenwein, Sommerwein, Vollmond-Elixier

Rose	*rosa centifoglia, rosa damascena*
Volksnamen:	Gartenrose, Monatsrose
Verwendung:	Blütenblätter im Juni und Juli bei voller Blüte
Indikation:	Fieber, Stärkung von Herz und Gehirn, bei leichter Diarrhöe, adstringierend, nervenstärkend und stressabbauend
Rezept:	Damen-Elixier, Helios-Wein, Pitta-Elixier, Beauty-Elixier, Calm-Elixier, Shakti-Elixier für Frauen

Rosmarin	*rosmarinus officinalis*
Volksnamen:	Kranzenkraut, Rosmarein
Verwendung:	die nadelförmigen Blätter, manchmal die Blüten
Indikation:	appetitanregend, verdauungsfördernd, gegen Blähungen kreislaufanregend
Rezept:	Gichtwein, Sommerwein, Pups-Wein, Helios-Elixier, Prana-Elixier
Hinweis:	Schwangere sollten Rosmarin nur mit Vorsicht zu sich nehmen!

Safran	*crocus sativus*
Volksnamen:	Echter Safran
Verwendung:	die gelben Blütenstaubgefäße

Indikation:	krampflösend bei nervösen und spastischen Krämpfen, Keuchusten, Krampfhusten, Klimakteriumsbeschwerden, Schlafstörungen, nervösen Zuckungen
Rezept:	Kapha-Elixier, Beauty-Elixier, Prana-Elixier

Salbei *salvia officinalis*

Volksnamen:	Sabikraut, Scharlachkraut, Königssalbei, Gartensalbei, Edelsalbei
Verwendung:	Blätter und Blüten von Juni bis August
Indikation:	schweißregulierend, verdauungsfördernd, gegen Halsschmerzen, bei Wechseljahrsbeschwerden, hilft beim Abstillen, bei Alzheimer
Rezept:	Salbei-Wein, Wasserlinsen - Elixier, Gichtwein, Herzlicher Wein, Zunehmender – Mond - Wein, Vollmond-Elixier, Weichteil-rheuma - Wein

Sanikelkraut *sanicula europeae*

Volksnamen:	Wald-Sanikel, Heildolde, Waldklette, Bruchkraut, Fünfwundenblattl
Verwendung:	Wurzel und Blätter
Indikation:	blutstillend, schleimlösend, wundheilend bei innerlichen und äußerlichen Wunden
Rezept:	Sanikel-Elixier

Sarsaparilla *smilax aristolochiaefolia und smilax regelii*

Volksnamen:	Sarsaparille, Stechwinde
Verwendung:	Wurzel
Indikation:	blutreinigend, abführend, harntreibend, schweißtreibend, juckende, entzündliche Ekzeme wie Psoriasis, Rheuma und Gicht, Blasenentzündung, Schrumpfniere, Nierenkolik
Rezept:	Pitta-Elixier

Schafgarbe *achillea millefolium*

Volksnamen:	Achilleskraut, Bauchwehkraut, Blutstillkraut, Wundkraut, Gänsezungenkraut, Grundheil, Katzenkraut, Tausendblatt
Verwendung:	die jungen Blättchen und Blüten im Juni

Indikation:	(ähnlich wie Kamille), entzündungshemmend, krampflösend, gegen Durchfälle und Magenschleimhautentzündung, antibakteriell, gallensekretsfördernd
Rezept:	Preiselbeer-Elixier, Ostara-Wein

Schlüsselblumen   *primula officinalis* (geschützt!)

Volksnamen:	Aurikel, Primel, Osterblume, Himmelsschlüssel
Verwendung:	gesammelt werden im Mai, Juni die Blüten und Blätter, sowie im Herbst die Wurzeln (nur im Garten!)
Indikation:	schleimlösend bei Husten und Bronchitis
Rezept:	Schlüsselblumenwein

Spindelbaum   *euonymus europaeus*

Volksnamen:	Gewöhnlicher Spindelstrauch, Pfaffenhütchen, Pfaffenkäppchen
Verwendung:	Früchte, Ästchen (als Asche)
Indikation:	harntreibend, diuretisch, wassertreibend
Rezept:	Pfaffenhütchenaschen-Elixier, Pfaffenhütchen-Wein
Hinweis:	Nie die Früchte oder Samen verzehren! Giftpflanze!

Spitzwegerich   *plantago lanceolata*

Volksnamen:	Wegerich, Heilwegerich, Wundwegerich
Verwendung:	gesammelt werden die Blätter und Blüten ab April bis August
Indikation:	Entzündungen in Mund und Rachenraum, als Schleimlöser bei Husteninfektionen und Erkältungen
Rezept:	Weichteilrheuma-Wein

Steinbrech   *saxifraga granulata*

Volksnamen:	Körniger Steinbrech, Knöllchen-Steinbrech, Wagenschmierblume
Verwendung:	meist Wurzel, seltener Blätter, Stängel und Blüten
Indikation:	Grieß- und Steinleiden
Rezept:	Petersilien-Steinbrech-Wein

Süßholz   *glycyrrhiza glabra*

Volksnamen:	Lakritze, Lakritzenwurzel
Verwendung:	Wurzel

Indikation:	entzündungshemmend und antiviral, bei Magen – und Darmgeschwüren und zur Verhinderung derselben, Schleimlöser bei Husten, Wirkung auf den Stoffwechsel der Geschlechtsorgane, hormonelle Wirkung
Rezept:	Bärwurz-Birn-Honig, Buchsbaum-Wein, Fenchel-Elixier, Pfirsichblätter-Wein, Sanikel-Elixier, Veilchen-Elixier, Wacholderbeerenwürze, Ysopelixier, Neumond-Elixier, Brustwein, Wechsel-Wein, Pitta-Elixier, Vata-Elixier, Bronchial-Wein nach Ayurveda, Grippe-Wein nach Ayurveda, Verdauungs-Wein, Calm-Elixier, Shakti-Elixier, Ama-Elixier, Reinigungs-Elixier, Verdauungs-Wein, Prana-Elixier
Hinweis:	der Gebrauch von Süßholz sollte auf 4 bis 6 Wochen beschränkt werden, danach pausieren

Taubnessel - Weiße
lamium
lamium album

Volksnamen:	Falsche Brennessel, Bienensaug, Nesselblume
Verwendung:	Blüten und junges Kraut ab Mai
Indikation:	innerlich bei Entzündungen der Atemwege, äußerlich zum Gurgeln, für Umschläge und Sitzbäder
Rezept:	Damen-Elixier, Ostara-Wein

Tausendgüldenkraut
centaurium erythraea

Volksnamen:	Fieberwurz, Bitterkraut, Roter Aurin
Verwendung:	zumeist das Kraut, selten die Wurzeln
Indikation:	stärkt Magen und Leber, reinigt das Blut (vor allem bei Rheuma und Gicht!), Muskelrheuma, Fibromyalgie, hepatogene Ödeme, Gebärmutterschmerzen, verzögerte Menstruation, beruhigt das Nervensystem, Bitterstoffdroge
Bachblütentherapie:	centaury, für schüchterne, ängstliche, extrem fügsame Menschen mit Hang zum „Märtyrer"
Rezept:	Magenbitterwein, Tausendgülden-Wein, Weichteilrheuma-Wein
Hinweis:	steht unter Naturschutz!

Thymian
thymus vulgaris

Volksnamen:	Gartenthymian, Hühnerkohl
Verwendung:	gesammelt werden die Blüten und Blätter während der Blüte, ab Mai

Indikation:	Husten, Bronchitis, Atemwegsinfektionen, Keuchhusten, Nebenhöhlenentzündung, verdauungsfördernd und antibakteriell
Rezept:	Feierabend-Elixier, Zunehmender – Mond - Wein, Sommerwein

Tormentill *potentilla tormentilla, tormentilla erecta*

Volksnamen:	Blutwurz, Heidecker, Rosacea, Christuskrone, Ruhrwurz, Fingerkraut
Verwendung:	Wurzel, seltener das Kraut
Indikation:	antibakteriell, antiviral, blutreinigend, blutbildend, antidiarrhöisch (stopfend), entzündungshemmend, magenstärkend, stärkt die Unterleibsorgane und Schleimhäute, bei Darmentzündung (auch blutiger) und – reizung, hoher Gerbstoffgehalt, oftmals äußerliche Anwendung für Mund - und Rachenspülungen
Rezept:	Wasserlinsen-Elixier

Tulsi *ocimum tenuiflorum L.*

Volksnamen:	Indisches Basilikum, Königsbasilikum, heiliges Basilikum
Verwendung:	Kraut
Indikation:	nervenstärkend, gegen Stress und Belastung, bei Verdauungsschwäche, stärkt das Immunsystem, cholesterinsenkend, antibakteriell, verdauungsfördernd
Rezept:	Feierabend-Elixier, Damen-Elixier, Beauty-Elixier, Calm-Elixier,
Hinweis:	Vorkommen in Asien und Nordaustralien, wird oft in der ayurvedischen Küche und Apotheke verwendet

Veilchen *viola odorata*

Volksnamen:	Märzveilchen, Viola, Blaues Veilchen, Osterveilchen, Veigerl
Verwendung:	Blüten, Blätter, seltener die Wurzeln
Indikation:	gegen Husten und Erkältung
Rezept:	Veilchen-Elixier, Wechselwein

Wacholder   *juniperus communis*

Volksnamen: Weihrauchbaum, Machandel, Macholder, Feuerbaum, Kranavit

Verwendung: Beeren, gesammelt werden die Beeren dieses naturgeschützten Nadelholzes jeweils im Herbst jedes 2. oder 3.Jahres

Indikation: diuretisch, entgiftend, magenstärkend, antituberkulös, desinfizierend, magenstärkend bei gebläthem Magen, Nieren- und Gallensteinleiden, chronischer Blasenkatarrh und Rhheumatismus

Rezept: Wacholderbeerenwürze, Wacholder-Elixier, Erkältungsabwehr-Elixier, Gichtwein, Agni-Elixier

Hinweis: bei Nierenentzündungen Rücksprache mit dem Arzt halten!

Wasserlinsen   *lemna minor*

Volksnamen: Kleine Wasserlinse, Merlinse

Verwendung: die frische, ganze Pflanze, von Juni bis August

Indikation: behandlungsbegleitend (nicht als Einzelmittel) zur Behandlung der Schleimhäute der oberen Atemwege, Nasenpolypen, entzündungshemmend, schleimlösend, Rheuma und Gicht

Rezept: Wasserlinsen-Elixier

Weinraute   *ruta graveolens*

Volksnamen: Gartenraute, Kreuzraute

Verwendung: Blätter und Kraut

Indikation: Dolomit- und Magnesiumpflanze, bei Augenschwäche, Nieren- und Lendenschmerzen, Magenschmerzen, Blähungen, Krämpfe und Beschwerden des Unterleibes, Asthma und Atembeschwerden, rheumatische Erkrankungen, äußerlich zu Umschlägen bei Sehnenscheidenentzündung

Rezept: Preiselbeer-Elixier

Hinweis: Katzen, Marder und Ratten werden vom Geruch der Weinraute abgestoßen!

Weißdorn   *crataegus laevigata*

Volksnamen: Hagedorn, Mehlbeerbaum, Rotdorn

Verwendung: Blüten, Blätter und Früchte

Indikation: herzstärkend bei leichten Formen von Herzinsuffizienz, Altersherz, Blutdruckschwankungen, (nierenschonendes)

	Herzpflegemittel, das längerfristig eingenommen wird, entzündungshemmend, antioxidativ und antiarrhythmisch
Rezept:	Manager-Elixier

Wermut — *artemisia absinthum*
Volksnamen: Bitterer Beifuss, Absinth
Verwendung: Kraut von Juli bis September
Indikation: regt die Verdauungssäfte an, Bitterkraut, Völlegefühl, Blähungen, appetitanregend
Rezept: Wermut-Elixier, Wermut-Eisenkraut-Elixier, Maulbeer-Elixier, Weichteilrheuma-Wein, Magenbitter-Elixier
Hinweis: nicht in zu hohen Dosen über längere Zeit einnehmen, wegen des darin enthaltenen Wirkstoffes Thujon

Winterkirsche — *withania somnifera (= physalis somnifera)*
Volksnamen: Schlafbeere, Pferdewurzel, auf Sanskrit Ashwagandha, Indischer Ginseng
Verwendung: Wurzel und das Kraut
Indikation: „Geistmittel", verbessert die geistige Leistung und Merkfähigkeit, Nerventonikum, hilfreich bei Asthma und Husten, aphrodisierende Wirkung, äußerlich bei offenen Wunden, Entzündungen und Rheuma, ähnliche Wirkung wie Ginseng (*panax ginseng*)
Rezept: Vata-Elixier

Ysop — *hyssopus officinale*
Volksnamen: Bienenkraut, Eisenkraut, Josefskraut, Ispenkraut
Verwendung: Blätter, von Juli bis August
Indikation: hilft bei Entzündungen der Atemwege, Husten, Schnupfen, Stirn- und Nebenhöhlenentzündungen, stärkt und heilt Lunge und Leber, schleimlösend, entzündungshemmend bei geschwollenen Lymphdrüsen und Halsentzündung, beruhigend und entkrampfend für die Verdauung, appetitanregendes Kräftigungs- und Reinigungsmittel
Rezept: Ysoelixier, Ysopwein, Brombeerblätter-Elixier, Husten-Wein, Brustwein, Pups-Wein

Zeder

Verwendung: gesammelt werden die saftigen, grünen Zweige (mit Nadeln) der Zeder (cedrus)

Indikation: entzündungshemmend, kräftigend, stärkend, harntreibend, bei Harnwegsinfektionen, Blasenschwäche, äußerlich: Hautausschläge

Rezept: Zedernwein

ramusculi oxycedri

Zimt

Volksnamen: Kanel, Malabar

Verwendung: Rinde, seltener die Blätter

Indikation: diuretisch, herzstärkend, entgiftend, blutstillend, nervenstärkend, stimmungsaufhellend, verdauungsstärkend, entblähend, entkrampfend bei Migräne, immunstimulierend

Rezept: Zimtwein, Gichtwein, Hirschzungenwein, Erkältungsabwehr-Elixier, Schlehenaschenelixier, Wasserlinsen-Elixier, Ysopelixier, Shakti-Elixier,

cinnamomum

Zitronenbaum

Verwendung: Blätter, Früchte als Vitaminspender

Indikation: Grippe, Tuberkulose, Stärkungsmittel, evt. gegen Malaria

Rezept: Zitronenbaumblätter-Wein

citrus limon, citri folium (Zitronenbaumblätter)

Zitwer

Volksnamen: Weiße Kurkuma, Zedoarwurzel,

Verwendung: Wurzelstock

Indikation: Heilmittel für Magen, Leber und Galle

Rezept: Zitwer-Elixier

Hinweis: keine Übereinstimmung mit der giftigen „Zitwerblüte" und dem sog. „Deutschen Zitwer" (Acorus calamus)

curcuma zedoaria

Zitronenverbene

Volksnamen: Verbene, Vervain

Verwendung: Blätter

Indikation: beruhigend, krampflösend, harntreibend, bei Bronchitis, Husten, Erkrankungen der oberen Luftwegen, Migräne, Schwindel, Übelkeit

verbena odorata

Rezept:	Lucky Day-Elixier
Hinweis:	nicht verwechseln mit dem Eisenkraut, der verbena officialis, mit dem sie zwar verwandt ist, aber dennoch anders in der Wirkung

Zypresse   *cupressus sempervirens*

Verwendung:	Blätter, junge Zweige, Rinde
Indikation:	vorwiegend zur Inhalation bei Husten- und Bronchialerkrankungen, das Zypressen – Öl wirkt desinfizierend, entkrampfend, schweißtreibend, entzündungshemmend und heilend, vermutlich immunstärkend, vertreibt Insekten
Rezept:	Zypressen-Wein
Hinweis:	schwach giftig, nur in begrenzten Mengen konsumieren!

Register – Krankheiten und Beschwerden

Register - Heilmittel

Bezugsquellen

Da manche der hier genannten Kräuter nicht sehr geläufig sind und dementsprechend auch nicht unbedingt leicht erhältlich, möchte ich hier noch Adressen nennen, die meiner Erfahrung nach hinsichtlich Kundenservice, Lieferbarkeit und, was besonders wichtig ist, Qualität der Ware (oft Bio-Qualität oder Arzneibuchqualität!) empfehlenswert sind.
Ich möchte dennoch darauf hinweisen, dass ich keinerlei Gewähr für Ihre Zufriedenheit mit diesen Lieferanten oder für den Inhalt der von ihnen im Internet veröffentlichten Seiten übernehmen kann!
Adressen können sich im übrigen natürlich ändern, der Stand entspricht dem Februar 2009!

Dragonspice Naturwaren Versand
Inh. Christian Recke M.A.Ethnologe
Hechinger Str. 203
Gebäude II/III
72072 Tübingen
Tel: 07071 - 5689879
www.dragonspice.de

Sankt Florian Drogerie
Inh. Michael Nierle
Drogerien und Kosmetik
Versand und Ladengeschäft
Vöttinger Str. 2 C
85354 Freising
Tel: 08161 - 7096
Fax: 08161 - 12279
www.drogerie-nierle.de

Kräutergrosshandel
Ulrich Wähling
Hellhörn 17
25479 Ellerau
info@magicherbs.de
www.magicherbs.de

Quellen- und Literaturverzeichnis

1. Internet:

www.deutschesfachbuch.de
www.natur-forum.de
www.magicherbs.de
www.daskraueterparadies.de
www.heilpflanzen-katalog.de
www.wikipedia.de
www.henriettesherbal.com/eclectic/madaus/index.html
www.heilpflanzen-suchmaschine.de
www.alraune.org

2. Bücher

Elisabeth Mayer, Wildfrüchte, -gemüse, -kräuter, ISBN 3-7020-0835-7
August Paul Dinand, Taschenbuch der Heilpflanzen, Neue Folge, J. F. Schreber Verlag Esslingen, 1926
Gerd Haerkötter, Heilkräuter gestern und heute, Fischer Verlag, 1983, ISBN 3-596-24082-4
Hanni Reichenvater, Hausmittel und Heilkräuter im Jahreslauf, Leopold Stöcker Verlag, 1998, ISBN 3-7020-0787-3
Elisabeth und Karl Hollerbach, Kraut & Unkraut zum Kochen und Heilen, Hugendubel Irisiana, 1983, ISBN 3-88034-144-3
Dr. Wighard Strehlow, Das Hildegard von Bingen Kochbuch, Heyne Verlag, 1996, ISBN 3-453-09381-x
Wighard Strehlow, Hildegard-Heilkunde von A – Z, Knaur Verlag, 1998, ISBN 3-426-77327-9
Seidel, Eisenreich, Blumen, 440 heimische Pflanzenarten nach Blütenfarben, BLV Verlag, 2003, ISBN 3-405-16620-9
Anneliese und Dr. Gerhard Eckert, Heilpflanzen, Alte Rezepturen neu entdeckt, Bassermann, 2002, ISBN 3-8094-0854-9
Wolf-Dieter Storl, Heilkräuter und Zauberpflanzen zwischen Haustür und Gartentor, 2007, ISBN 3-426-87324-3
Knaur Verlag Deutsche Apothekerschaft, Stada, Das ärztliche Teerezept

DANKE!

Mein Schatz, dass Du mich immer unterstützt, Deine eigenen Projekte so oft meinetwegen hinten anstellst,
und mir eine Versuchsküche ermöglichst....
und mich so oft wie möglich schreiben lässt....
und....und....und....

Weiterhin erhältlich im Compbook Verlag:

Elisabeth Engler,
Das Sirup-Kochbuch
Fruchtsirup, Blütensirup, Kräutersirup, Hustensirup und Kräuter-Honig
Über 130 seltene Rezepte
2006, ISBN 978-3-934473-003

Elisabeth Engler,
Das neue Sirup-Kochbuch
Sirup aus Früchten, Blüten, Kräutern und Gewürzen
für Kaffee, Tee, Cocktails, Desserts, zum Würzen
Kräuter-Honig-Zubereitungen für die Gesundheit.
200 erlesene Rezepte
2008, ISBN 978-3-934473-02-7

David Woods / Elisabeth Engler
Go InSide
Das David-WOODS-Hypnose-Programm
In 3 Schritten Abnehmen, Nichtrauchen und Selbstbewusster werden
2008, ISBN 978-3-934473-88-1

in Vorbereitung (voraussichtlich ab Frühjahr 2009):

Elisabeth Engler
Kräuter- und Gewürzsalze
Leckere Salzmischungen,
höllisch scharf bis himmlisch würzig
Reihe CompBook Starcook
ISBN 978-3-934473-05-8

Elisabeth Engler / Dominika Lochbihler
Chihuahuas für Anfänger
Starthilfe für Anschaffung, Haltung, Erziehung und Pflege
2009, ISBN 978-3-934473-04-1

Elisabeth Engler
The new Syrup Cookbook
Syrup from Fruit, Flowers, Herbs and Spices
for Tea, Coffee, Cocktails, Desserts and Flavour
Honey with Herbs for Health
200 selected recipes